DES GRANDS OBSTACLES

A LA

FÉCONDATION

SUPPRESSION RAPIDE

DE LA

STÉRILITÉ

PAR LE DOCTEUR Os. DE LAJARTRE

MÉDECIN SPÉCIALISTE

10e ÉDITION

PRIX : 2 FRANCS

PARIS

CHEZ L'AUTEUR, 37, RUE FRANÇOIS Ier

CHAMPS-ÉLYSÉES

1888

DES GRANDS OBSTACLES

A LA

FÉCONDATION

SUPPRESSION RAPIDE

DE LA

STÉRILITÉ

PAR LE DOCTEUR Os. DE LAJARTRE

MÉDECIN SPÉCIALISTE

10ᵉ ÉDITION

PRIX : **2** FRANCS

PARIS

CHEZ L'AUTEUR, 37, RUE FRANÇOIS Iᵉʳ

CHAMPS-ÉLYSÉES

1888

AVANT-PROPOS

Lorsque, il y a neuf ans, nous fîmes paraître la première édition de cet ouvrage, notre but était surtout de mettre en lumière, de vulgariser, et, partant, de faire entrer dans la pratique courante une méthode de traitement assurément ingénieuse, rapide, d'une complète innocuité et d'une efficacité à peu près absolue dans la plupart des cas de stérilité de la femme, méthode que l'on a affublée, nous ne savons trop pourquoi, du nom tout à fait absurde de *fécondation artificielle*.

Aujourd'hui que cette méthode a fait ses preuves avec éclat, aucune voix autorisée n'ose s'élever pour la combattre, car elle est, à juste titre, considérée par les plus éminents gynécologistes comme une importante conquête de l'art médical et une des plus intéressantes découvertes scientifiques de notre siècle.

Cependant, bien qu'ayant, depuis plusieurs années déjà, définitivement pris rang dans la science, elle a besoin, pour entrer complètement dans nos mœurs, d'être dégagée des mystères qui l'entourent encore; — et, tel est le but que nous poursuivons actuellement.

Les succès nombreux et presque constants qui ont couronné nos persévérants efforts dans cette voie difficile, ont acquis à cette doctrine des partisans aussi sincères et enthousiastes que reconnaissants. Par eux, elle fera son chemin dans le monde, et nul doute pour nous qu'avant vingt ans elle soit non seulement acceptée, mais réclamée avec instance par tous les esprits éclairés, parce qu'en réalité elle constitue une méthode à la fois simple, sûre, rapide, et absolument inoffensive.

Elle doit être admise sans conteste par les casuistes et les moralistes les plus scrupuleux, car son but primordial, en dehors de la question d'intérêt social, est de satisfaire d'abord au vœu le plus essentiel de la nature, tout en apportant la joie dans les familles, et en prévenant les désunions qui résultent malheureusement trop souvent de l'absence d'enfants. Elle est donc essentiellement morale. Du reste, la fin naturelle et principale du mariage n'est-elle pas la procréation des enfants ? La physiologie nous le démontre, **la** théologie nous l'enseigne.

La stérilité, que nous la considérions chez l'homme ou chez la femme, ne constitue pas une entité médicale; elle n'est qu'un épiphénomène, une résultante d'états morbides divers, d'où, pour la faire disparaître, l'application du vieil adage : *Sublata causa, tollitur effectus* (détruisez la cause, les effets cesseront).

Aussi, pour bien faire comprendre ce qu'elle est en réalité, la manière dont elle est déterminée et entretenue par certains états pathologiques de la matrice ou de ses annexes, pour bien faire saisir la nature et la valeur des moyens qui peuvent lui être opposés avec succès, il nous sera absolument indispensable de donner ici un léger aperçu anatomique des organes générateurs de la femme, puis d'esquisser à grands traits les principales lois de la physiologie de la génération dans l'espèce humaine, ainsi que le mécanisme même de l'acte de la fécondation, cette importante fonction de l'économie, qui, d'après *Platon*, « *concourt à rendre les hommes immortels en laissant les enfants de leurs enfants après eux* ».

Nous étudierons ensuite les différentes causes de la stérilité, ainsi que les moyens à leur opposer ; puis nous aborderons l'intéressante question de la *fécondation artificielle*.

Notre but principal, en écrivant cet ouvrage, étant de bien faire comprendre le sujet que nous traitons, en nous mettant à la portée des personnes étrangères à la médecine, il nous faudra, pour atteindre ce résultat, être aussi clair, aussi compréhensible que possible, ce qui nous obligera à appeler un peu les choses par leurs noms. D'ailleurs, pour nous faire pardonner de nos lectrices les quelques explications techniques dans lesquelles il nous faudra parfois entrer, nous retranchons-nous d'avance soit derrière *Montaigne :*

« *Qu'a faict l'action génitale aux hommes,*
« *si naturelle, si nécessaire et si juste, pour*
« *n'en oser parler sans vergougne, et pour*
« *l'exclure des propos sérieux et régléz? »*
Soit derrière *saint Clément* lui-même :

« *Je ne rougirai pas de parler, pour l'utilité*
« *des lecteurs, des organes qui donnent nais-*
« *sance à l'homme, puisque Dieu n'a pas rougi*
« *de les créer. »*

DE LA STÉRILITÉ

Historique. — Au double point de vue philosophique et social, la question de la *curabilité de la stérilité* des femmes présente un intérêt de premier ordre, dont l'importance n'échappera à personne lorsque nous aurons dit que les statistiques de ces dernières années accusent, pour la France seule, *deux millions* d'unions stériles, parmi lesquelles il faut compter environ *un million* de femmes n'ayant pas encore dépassé l'âge de l'aptitude à la procréation.

L'effrayante proportion de mariages illusoires dans leurs fins, qu'on observe dans quelques nations, est certainement la cause la plus tangible de la dépopulation de ces nations.

Elle a même inspiré à certains esprits moroses de sérieuses inquiétudes pour l'avenir de notre pays; car ces penseurs ne voyaient, dans une aussi grande diminution de la natalité par rapport aux mariages, que l'indice d'une altération des facultés génératrices, comme on l'observe chez les races en décadence, aux îles Sandwich, par exemple, où la *stérilité* des femmes est devenue si fréquente que les filles-mères y sont recherchées à l'égal des plus riches héritières.

Mais non, notre race n'a certainement rien perdu de sa fécondité, et le phénomène qui nous occupe, n'est que la conséquence naturelle soit de la mise en pratique des doctrines malthusiennes (1), soit,

(1) Le principe de la stérilité volontaire est régi par une loi que les économistes ont proclamée, à savoir que, dans une population quelque peu serrée, tout ce qui tend à diminuer le nombre des prolétaires tend, par là même, à ralentir la natalité. La misère seule est imprévoyante. Celui qui n'a rien dans le présent ne s'inquiète pas de l'avenir ; il ne voit que le plaisir du moment, il y sacrifie sans ré-

ce qui nous intéresse plus particulièrement
ici, d'états pathologiques variables, pour
la plupart accidentels, que nous étudierons
bientôt, et dont nous démontrerons la

fléxion, et comptant sur Dieu en toutes choses, il chante
avec le poète :

> Aux petits des oiseaux, il donne la pâture,
> Et sa bonté s'étend sur toute la nature.

Celui qui possède, au contraire, se préoccupe de la position qu'il pourra laisser à ses enfants, de l'éducation qu'il
pourra leur donner, et la contrainte qu'il s'impose mérite
peut-être quelque indulgence, puisqu'elle est la conséquence
de la prévoyance paternelle.

Ses passions sont toujours soumises à la raison.

Peut-on lui dénier le droit d'user, dans cette affaire, de
son libre arbitre, alors surtout qu'il n'a d'autre but que de
faire acte de créature intelligente, morale et responsable ?

Sera-t-il immoral s'il ne veut avoir qu'un nombre limité
d'enfants, proportionné a ses facultés et à l'avenir qu'il rêve
pour eux ?

Il est inutile, je crois, de discuter sur ce point : il suffit
d'en appeler aux consciences éclairées ?

Loin de détendre le lien social, les idées de prévoyance,
de prudence, de responsabilité, ne peuvent que raffermir
le principe de la famille.

Nous ne nous étendrons pas davantage sur le côté philosophique de la doctrine de Malthus, et passant sous silence
les diverses variétés de fraudes génésiques habituellement
mises en usage par la sensualité humaine, qui prétend
cueillir impunément les fleurs sans les fruits, en ne faisant
d'enfants qu'à bon escient, nous dirons seulement que l'hygiène est très intéressée au *modus faciendi* des époux ;
qu'elle a le devoir de s'élever contre telle pratique qui a

curabilité ou tout au moins la suppression temporaire, d'où, comme conséquence forcée, la cessation de la stérilité relative qu'ils entretenaient.

Au point de vue humanitaire, cette question de l'infécondité n'est-elle pas digne, aussi, de toutes les sollicitudes ? Car qui ne connaît l'immense intérêt qui s'attache souvent dans les familles à la naissance d'un enfant, ainsi que les moyens, la plupart du temps extra-scientifiques, employés par quelques femmes stériles et tourmentées du désir de devenir mères !...

Des conditions d'amour, de position, de nom ou de fortune, etc., poussent souvent la femme aux partis les plus ex-

déjà attiré la colère de Jéhova contre Onan (*semen fundebat in terram ne liberi nascerentur*).

Nous dirons encore que si, depuis un certain nombre d'années, les mariages sont moins féconds et les femmes beaucoup plus souvent malades, la cause en est souvent dans la pratique des fraudes génésiques, lesquelles prédisposent assurément la femme à tout le cortège des affections utérines ; puis ces dernières (cela est d'observation journalière), déterminées par des stérilités *volontaires*, deviennent à leur tour des causes très fréquentes de stérilité involontaire, ce que l'on déplore souvent amèrement, mais trop tard.

trêmes ; aucune considération ne les retient plus, et quelques-unes menacent même de se livrer au premier venu, pensant qu'un autre que leur mari peut leur faire atteindre plus sûrement le but de leurs ardents désirs de maternité.

Notre longue pratique comme spécialiste nous a souvent rendu le dépositaire de secrets de cette nature.

Pour les hommes, l'absence d'enfants n'est pas moins fâcheuse, car rien alors ne les attache au foyer domestique ; plusieurs prennent l'habitude du café, des cercles, et enfin finissent par avoir des maîtresses desquelles ils espèreront avoir ce que leurs femmes légitimes n'auront pu leur donner, etc.

Les conséquences néfastes des mariages inféconds se sont fait sentir dans les sociétés de tous les âges, mais surtout dans la société antique où le rôle de la femme se bornant presque exclusivement à la reproduction, la fécondité était la première, presque la seule qualité que l'on exigeât d'elle ; et l'épouse inféconde, déchue dans l'affection de son mari et rejetée comme un être inutile, voyait la stérilité devenir pour elle un sujet d'opprobre et de malédiction :

« Donne-moi des enfants ou tu me verras mourir », s'écriait, aux pieds de Jacob, Rachel stérile et menacée dans sa situation d'épouse favorite, tandis que Lia, sa sœur, relevée par sa fécondité devant Jacob, qui jusque-là l'avait dédaignée, disait que Dieu, en la rendant féconde, l'avait gratifiée de la plus belle des dots.

Du reste, les femmes, à quelque époque que nous les considérions, (sauf, bien entendu, dans notre société moderne), se sentant frappées dans leurs sentiments les plus intimes, dans leur dignité d'épouses, ne reculaient devant aucun des moyens qui, dans leur esprit, devaient détruire la stérilité qui les plaçait dans une condition d'infériorité relative.

Ainsi, chez les Anciens, elles avaient recours aux incantations, aux philtres, au culte de Priape, et le musée Pompéien nous montre à quelle pratique singulière se livraient les dames romaines pour obtenir du Dieu la fécondité.

C'est aussi, très probablement, l'appréhension exagérée des mariages inféconds qui a donné naissance, chez les paysans du moyen âge, à l'odieuse coutume des *nuits probatoires,* sorte de congrès privé qui avait lieu antérieurement au mariage en perspective, et qui était considéré comme un stage absolument nécessaire pour que les intéressés pussent juger en toute connaissance de cause de l'opportunité dudit mariage.

D'après les idées du temps, les filles ne perdaient point leur pudeur par le fait de ces nuits probatoires qui duraient jusqu'à ce que les deux parties aient pu acquérir la certitude de leur aptitude génitale, ou jusqu'à ce que la femme fût devenue enceinte. Alors seulement avaient lieu les démarches pour le mariage, qui se célébrait peu après·

Trop pratiques, en réalité, messieurs les paysans du moyen âge !...

Cependant il arrivait rarement qu'une fille fût abandonnée par celui qui l'avait rendue mère. Il se serait attiré la haine et le mépris de tout le village.

L'authenticité de cette coutume, qui, nous aimons à le penser, a pris fin depuis longtemps, est prouvée par les capitulaires de Charlemagne.

C'est dans le même ordre d'idées que Platon, au mépris des lois de la morale individuelle, avait prescrit la visite de toutes les jeunes filles nubiles.

Dans le but d'obtenir la fécondité, les modernes n'ont-ils pas aussi imaginé les pèlerinages, les eaux plus ou moins miraculeuses, etc. ; mais, hâtons-nous de le dire, dans notre siècle de lumière ces derniers procédés ne comptent que peu de partisans, et la majorité, plus éclairée, demande la guérison à des pratiques plus efficaces ; et en cela elle a d'autant plus raison qu'aujourd'hui, grâce aux récents progrès de la physiologie de la génération dans l'espèce humaine, grâce aussi à la connaissance exacte que nous avons des différents états pathologiques qui peuvent déterminer et entretenir indéfiniment l'infécondité, nous sommes arrivés à la solution scientifique de l'un des problèmes qui ont le plus exercé la sagacité des philosophes et des médecins de tous les temps et de tous les pays, c'est-à-dire à la suppression de la plupart des cas de stérilité.

La stérilité a également joué un grand rôle dans la société romaine. Ainsi, dans les commencements de la République, une loi autorisait les Romains à répudier les femmes qui étaient infécondes ; mais après plusieurs siècles d'une application rigoureuse, alors que tout le genre humain affluait, pour ainsi dire, dans Rome, cette loi devint inutile, et tomba en désuétude.

Plus tard, aux derniers siècles de la République et sous les premiers empereurs, au milieu de l'extrême dépravation des mœurs romaines, on vit les femmes pren-

dre leur revanche en se faisant une arme
de leur stérilité pour invoquer à leur tour
le divorce ; il y eut tant d'abus que l'ins-
titution du divorce se dégrada elle-même
par l'extension qui lui fut donnée, et elle
ne présenta bientôt plus qu'un moyen banal ouvert au libertinage et à l'inconstance.

Les dames romaines de cette époque im-
putaient toujours à leurs maris la faute de
la *stérilité* qu'elles invoquaient pour l'ob-
tention du divorce.

L'histoire nous a conservé la formule de
leur requête à ce sujet :

« *Volo esse mater, volo procreare li-
beros, et idèo marium accepi ; sed vir
quem accepi est naturæ frigidæ, et non
potuit illa facere propter quæ illum accepi* » (je veux être mère, je veux procréer
des enfants, et c'est dans ce but que j'ai
pris un mari ; mais l'homme que j'ai
accepté est d'une nature froide, et ne peut
remplir le but pour lequel je l'ai accepté !)

Mais ces dames avaient évidemment tort,
à tous les points de vue, d'invoquer une

telle raison, à moins cependant qu'il ne s'agit d'impuissance ; car il résulte de l'expérience de la plupart de spécialistes, de la nôtre en particulier, que huit fois sur neuf, la cause de l'infécondité doit être attribuée à la femme.

La stérilité chez l'homme est, en effet, relativement rare ; elle peut dépendre de différentes causes, mais la plus fréquente est une altération particulière du sperme, caractérisée par l'absence des spermatozoaires ou animalcules spermatiques. Cette altération (azoospermie), était peu connue autrefois, mais elle est aujourd'hui très facilement appréciable, grâce au microscope. Nous savons, en effet, que le sperme qui ne contient pas de zoospermes (animacules spermatiques) est impropre à féconder les ovules (œufs humains) de la femme. — Mais cette altération n'est pas la seule qui puisse rendre le sperme infécond ; il peut perdre ses propriétés prolifiques, tout en contenant des zoospermes, si ces derniers sont mal conformés.

Ainsi l'absence d'animalcules ou leur mauvaise conformation, telles sont les conditions les plus ordinaires de la stérilité de l'homme. Ces conditions sont elles-mêmes produites par un vice de sécrétion dû à des maladies du testicule, à des pertes séminales qui rendent incomplète l'élaboration spermatique, ou enfin aux progrès de l'âge, dont les limites, d'ailleurs, sont impossibles à tracer et varient avec chaque individu.

Chez les femmes, au contraire, la stérilité est tellement fréquente, comparativement à celle des hommes, que, lorsqu'un ménage demeure stérile, c'est presque toujours à la femme qu'on en rapporte la cause, et en cela on a très souvent raison. Le médecin doit même s'étonner de ne pas voir la stérilité, dans l'espèce humaine, encore plus fréquente qu'elle ne l'est en réalité, étant données les nombreuses maladies organiques ou fonctionnelles qui viennent assaillir à chaque instant 'a matrice ou ses annexes, et qui peuvent constituer autant d'obstacles à la rencontre des deux éléments mâle et femelle (zoosperme et ovule).

Les causes de la stérilité chez la femme étaient autrefois très obscures ; mais elles sont devenues, aujourd'hui, d'un diagnostic possible pour tout médecin instruit, grâce aux progrès de l'anatomie pathologique et aux nouveaux moyens d'investigation dont nous disposons, moyens pour la plupart d'une grande précision entre les mains d'un praticien exercé, et qui faisaient complètement défaut à nos prédécesseurs des siècles passés.

Aussi la généralité des auteurs anciens qui ont écrit sur ce sujet, dans l'impuissance où ils se trouvaient d'assigner une cause scientifique à chacun des cas de stérilité qui se présentaient à leur observation, accusaient-ils un prétendu défaut de convenance dans le tempérament des époux ; ils cherchaient à expliquer par un besoin de contraste dans le caractère moral et physique l'amour qui entraîne un sexe vers l'autre, et dans cette absence de contraste, ils trouvaient la cause de la stérilité de certaines unions.

De là leur théorie des *affinités* ou de *l'harmonie d'amour* !...

L'un de ces auteurs, Virey, a même, dans un langage imagé, formulé des lois dans ce domaine tout psychique des affinités harmoniques !...

Cependant, Bernardin de Saint-Pierre est, de tous les auteurs, celui qui a adopté cette idée avec le plus de chaleur et qui l'a présentée avec le plus de succès dans ses *Études de la Nature*, en le développant avec tout le prestige de son imagination et de son style. Mais elle ne mérite de place que dans la physique sentimentale de son auteur, et ne pourrait ailleurs soutenir un examen sévère. Si quelques faits semblent se prêter à cette ingénieuse théorie, il en est un plus grand nombre avec lesquels elle cadre mal. Quelques femmes, en effet, n'ayant pas eu d'enfants avec un époux, en ont avec un autre. Mais qu'en

peut-on conclure rigoureusement ? Tout
simplement ceci, comme nous le démontrerons plus tard, en traitant des causes de
stérilité inhérentes au canal vaginal, c'est
qu'il ne s'agit là que d'une pure question
anatomique, en raison de laquelle il y a, dans
le premier cas, défectuosité dans les pro-
portions relatives de la verge et du vagin.

Il suffit, du reste, pour ruiner tout à fait
la théorie des contrastes, d'ajouter que
beaucoup de femmes indifférentes pour
les plaisirs de l'amour sont devenues mères à la suite du commerce avec des hommes de tempéraments et de caractères très
variés ; que l'acte organique qui constitue
la conception ne demande pas une parti-
cipation nécessaire de la femme ; plusieurs
sont devenues enceintes au milieu de la
violence qui leur était faite, et même au
milieu de la léthargie et du narcotisme le
plus complet. Ainsi l'aversion qu'excite
la difformité du mari ou toute autre circonstance, n'est nullement un motif de
stérilité pour les femmes ; à plus forte

raison doit-on le dire de la froideur qu'elles montrent dans le congrès conjugal. On a également cru devoir attribuer la stérilité dont sont frappées quelques unions récentes à la fougue des transports de jeunes époux, à la fréquence avec laquelle ils s'y livrent. On a regardé le tempérament érotique de certaines femmes comme un obstacle à la fécondité. Ce tempérament dans quelques cas, la répétition fréquente du coït dans tous, ont servi à expliquer la stérilité des filles publiques. On a pensé que la sensibilité des organes génitaux étant usée, ils n'étaient plus susceptibles de l'action qui donne lieu à la conception ; explication qui, comme tout autre où l'on paye de mots, ne rend compte de rien.

Tous ces cas de stérilité sont déterminés et entretenus par des états pathologiques que nous étudierons bientôt.

Disons enfin, en terminant ce chapitre, que les statistiques de ces vingt dernières années nous montrent *qu'une union sur huit* demeure complétement inféconde.

APERÇU ANATOMIQUE

L'appareil génital de la femme se compose d'organes externes et d'organes internes.

Parmi les premiers, un seul, l'hymen, présente quelquefois, quoique rarement, des dispositions telles qu'il devient une cause non douteuse de stérilité.

Nous en dirons donc quelques mots; mais nous nous occuperons surtout des derniers, dont les anomalies, les altérations organiques ou fonctionnelles sont presque toujours le point de départ de cette fâcheuse condition de la femme, qui fait ressembler son état à celui de l'arbre ne produisant pas de fruits.

Nous aurons donc à étudier :

La membrane hymen ;

Le canal vaginal ;

L'utérus ou matrice ;

Les trompes utérines ou de Fallope ;

Enfin les ovaires ou organes producteurs de l'œuf humain.

DE L'HYMEN

L'hymen est, comme chacun sait, une petite membrane située à l'entrée du canal vulvo-vaginal, où elle forme une sorte de diaphragme incomplet ; elle existe chez beaucoup de vierges, *mais non chez toutes ;* elle est habituellement déchirée, détruite, par les effets du mariage, mais cependant *pas toujours,* et alors sa persistance est, la plupart du temps, une cause de stérilité.

Dans le monde, on a coutume d'appeler cette membrane *la virginité*; mais c'est là, assurément, une dénomination doublement défectueuse: d'abord par e que la virginité est un être moral, une ver tu qui ne consiste que dans la pureté du cœur, comme l'a dit Buffon ; en second lieu, parce que l'absence congénitale de la membrane hymen est tellement fréquente que certains auteurs ont même prétendu qu'elle n'existait jamais, et attribuaient les difficultés et les douleurs des premières approches à un simple rétrécissement de l'entrée du canal vaginal.

Mais il n'est pas douteux que ces auteurs étaient dans l'erreur la plus profonde, et la meilleure preuve qu'on puisse donner de sa réelle existence, chez beaucoup de femmes, c'est que certains maris ne peuvent réussir, malgré de persévérants efforts, à faire tomber cette forteresse, et se voient contraints de recourir à une intervention chirurgicale.

Cependant, rien n'est plus chimérique que les préjugés des hommes à cet égard, car rien n'est plus incertain que ces prétendus signes de la virginité du corps, et nous sommes loin, heureusement, de la coutume absurde dont il est parlé dans l'Ancien Testament, laquelle consistait à exposer en public, le lendemain du mariage, les vêtements sanglants de la nouvelle épouse, coutume d'autant plus absurde qu'elle ne reposait sur aucune donnée scientifique Toutes les filles, en effet, quoique non déflorées, ne répandent pas de sang, et au besoin la supercherie pourrait parfaitement venir en aide à la nature.

Quel contraste, toutefois, dans les goûts et les mœurs des différentes nations ; dans certains pays, en effet, les hommes sont loin d'attacher autant de prix à la petite membrane qui nous occupe en ce moment. Ainsi, certains peuples regardent comme un ouvrage servile la peine qu'il faut prendre pour ôter la virginité, et cèdent les prémices des vierges aux prêtres de leurs idoles (Calicut). Aux îles Philippines, un homme se croirait déshonoré s'il épousait une fille qui n'eût pas été déflorée par un autre, et ce n'est qu'à prix d'argent que l'on peut engager quelqu'un à prévenir l'époux. Au Thibet, les mères cherchent des étrangers et les prient instamment de mettre leurs filles en état de trouver des maris.

Mais laissons là cette digression déjà longue et abordons ce qui, pratiquement, nous intéresse dans cette question, c'est-à-dire la stérilité qui résulte de deux états anormaux de l'hymen. Bien que ces deux états soient relativement rares et puissent être facilement détruits, nous croyons cependant devoir en dire quelques mots, surtout parce que l'un d'eux peut durer indéfiniment sans même être soupçonné des époux.

Le premier des états pathologiques de l'hymen auxquels nous faisons allusion, est caractérisé par une résistance, une dureté considérables de cette membrane ; sa consistance est quelquefois même osseuse, et dès lors il devient de toute évidence que, si une opération chirurgicale n'intervient, les rapports sexuels seront matériellement impossibles et que les époux seront condamnés à suivre l'exemple des Abéliens, (secte de l'Afrique, au IVe siècle), qui voulant scrupuleusement imiter l'exemple d'Abel qui, dit-on, ne s'était jamais approché de sa femme, regardaient le mariage comme une union purement spirituelle et voulaient qu'un mari vécût avec sa femme comme avec une sœur.

Mais de telles théories ne sont ni dans les goûts ni dans les mœurs des modernes, du moins dans le monde civilisé, et en cela nous ne saurions les blâmer; aussi ceux chez lesquels se présente l'anomalie dont nous venons de parler, s'adressent-ils immédiatement à leur médecin qui, en général, a vite raison de cet état pathologique, dont la disparition, rendant possible la copulation, permettra la fécondité.

Nous devons cependant mentionner, à titre de bizarrerie de la nature, qu'il existe dans la science des exemples absolument authentiques de femmes qui sont devenues enceintes malgré la persistance d'un hymen dur et résistant.

Quelques-uns de ces exemples sont de date récente, d'autres sont anciens, et parmi ces derniers nous pouvons citer celui présenté par Cornélie, mère des Gracques, qui conserva jusqu'au moment de l'accouchement un hymen très résistant, et percé d'un orifice central extrêmement petit ; mais nous le répétons, ces exemples sont extrêmement rares.

Il est une autre condition de l'hymen pouvant déterminer la stérilité, condition beaucoup plus fâcheuse que la précédente, en ce sens qu'elle peut passer inaperçue, non seulement des époux, mais même du médecin, si ce dernier n'examine les parties avec un soin extrêmement méticuleux. Nous voulons parler de l'hymen qui sans être dur, n'en est pas moins très résistant et surtout très élastique, dispositions en raison desquelles il est de plus en plus refoulé en arrière, et finit par représenter une espèce d'entonnoir ou *d'infundibulum* dans lequel vient s'engager la verge. Cet *infundibulum* se forme peu à peu par suite des tentatives réitérées de coït, *portant toujours sur l'avenue du palais de l'amour dont la porte reste fermée.* Il est quelquefois tellement profond que les époux ne se doutent pas le moins du monde de la persistance de la membrane hymen, et croient de bonne foi que leurs rapports sont aussi complets que possible.

La stérilité qui résulte forcément d'un tel état anormal est attribuée à d'autres causes, mais rarement à la véritable ; et le seul traitement réellement efficace qu'on doive lui opposer consiste naturellement dans la suppression de cette membrane hymen, résultat auquel on arrive facilement en lui faisant une incision cruciale, après toutefois l'avoir attirée en avant autant que possible.

Bien que ce cas de stérilité soit relativement rare, comme nous l'avons déjà dit, nous avons cependant cru devoir le signaler, parce qu'il passe souvent inaperçu, et qu'il est bon d'attirer sur lui l'attention de qui de droit.

CANAL VAGINAL

Le vagin est un conduit membraneux s'étendant du col de la matrice jusqu'à la vulve. Sa longueur est de 10 à 12 centimètres ; il a une largeur variable suivant les sujets et suivant leur âge. A son extrémité antérieure ou vulvaire est l'orifice du vagin que la membrane hymen ferme en grande partie chez les filles vierges. Ce cond⋅⋅t s'élargit d'avant en arrière jusqu'au col de la matrice sur lequel il se termine.

La partie dilatée qui entoure le col constitue les culs de sac, que l'on divise en antérieur, postérieur et latéraux.

Le plus profond est le postérieur ; c'est dans ce point que se réfugie souvent une vaginite que l'on croit guérie. Malgré la dilatation de sa partie profonde, le vagin a une forme à peu près cylindrique quand il est distendu, mais ses parois antérieure et postérieure se mettent en contact quand elles sont abandonnées à elles-mêmes. C'est donc un canal virtuel.

Sur la ligne médiane, en avant et en arrière, on aperçoit une sorte de raphé, saillie médiane à laquelle viennent se terminer des rugosités transversales qui, par leur ensemble, ont été comparées à une lyre. Les anciens anatomistes ont souvent abusé des comparaisons ; ils avaient déjà mis une lyre dans le cerveau, ils auraient pu se dispenser d'en découvrir une autre dans le vagin. De pareilles dénominations ne sont bonnes qu'à éveiller dans l'esprit, des plaisanteries auxquelles on s'abandonne quelque fois trop volontiers.

C'est dans l'intervalle de ces saillies qu'il est le plus difficile de distinguer une ulcération ; un peu de muco-pus peut aussi s'y cacher.

Le vagin est doublé, à sa surface interne,

d'une membrane muqueuse dont les glan-
dules et les follicules mucipares produisent les mucosités si abondantes de la
vaginite et de la leucorrhée vaginale.

Le vagin est remarquablement vasculaire.

Pour ce qui est de ses usages, le lec-
teur les connaît tout aussi bien que nous-
même : il serait donc puéril de les rappeler
ici. Cependant, nous ne pouvons résister
au désir de reproduire un passage de la
description tout à fait fantaisiste qu'en
faisait Mauriceau, en 1675 :

« Il est composé d'une substance si
commode aux usages auxquels il est destiné, qu'il se proportionne de soy-même, et
s'accomode facilement à toutes les espèces
de verges, de quelque petitesse ou gros-
seur, et de quelque longueur ou figure
qu'elles puissent estre ; en telle sorte qu'il
attire et fait approcher le corps de la matrice au-devant de la petite, il s'étend pour
céder à la longue, il se dilate pour recevoir
la grosse, et se contracte pour embrasser
étroitement la petite, servant par ce moyen

(s'il faut ainsi dire) de chaussure à tous pieds, etc. »

UTÉRUS OU MATRICE

Organe destiné, dans l'appareil générateur de la femme, à contenir le produit de la conception, depuis la fécondation jusqu'à la naissance. La matrice est placée dans la cavité du petit bassin, entre la vessie et le rectum, au-dessous des circonvolutions intestinales, et de manière que son fond se trouve en haut, et son ouverture en bas. Déprimée sur deux faces opposées, elle a 7 ou 8 centimètres de longueur, 4 à 5 centimètres de largeur et 2 à 3 centimètres d'épaisseur ; l'aplatissement d'avant en arrière l'a fait comparer a une poire tapée.

Elle présente extérieurement une face antérieure ou pubienne, une postérieure ou sacrée, un bord supérieur qui en forme le fond et deux latéraux.

On y distingue aussi trois angles : deux supérieurs ou latéraux, appelés angles tubaires parce qu'ils sont situés près de l'insertion des trompes utérines, et un inférieur, qui forme ce qu'on nomme le col. Celui-ci, long de 3 à 4 centimètres, est embrassé par le vagin, dans lequel il fait une saillie d'environ 1 centimètre en avant, et de 1 centimètre et demi en arrière. La portion proéminente dans ce conduit présente, à son extrémité, une fente transversale à rebords arrondis, qui est l'orifice de la matrice, et que l'on a appelée, à cause de cette division en deux lèvres, et par analogie de configuration, museau de tanche. Lisses et arrondies, et si rapprochées l'une de l'autre qu'on sent à peine la fente linéaire qui les sépare chez les femmes qui n'ont point eu d'enfants, les lèvres de cet orifice sont ordinairement rugueuses et découpées après plusieurs accouchements. Toute la capacité intérieure de l'utérus est

divisée en cavité du corps et cavité du col.
La première, de forme triangulaire chez la
femme qui n'est point enceinte, contien-
drait à peine une grosse fève de marais.
Elle se termine, en haut et sur les côtés,
par les orifices très-petits des trompes, et
la portion de cet organe située au-dessus
de ces orifices constitue le fond de la matrice. Inférieurement, la cavité du corps se
termine par une autre ouverture plus large,
appelée orifice interne de la matrice, ou
orifice utérin. La cavité du col est une espèce de canal appelé *canal cervical, canal cervico-utérin*, de 3 à 4 centimètres de
longueur, aplati d'avant en arrière, et un
peu plus large dans son milieu qu'à ses
extrémités. Ce canal, qui est tapissé par
une membrane muqueuse, se termine donc,
comme nous l'avons déjà dit, par deux
orifices, l'un supérieur, ou utérin : c'est
l'orifice interne ; l'autre inférieur, vaginal,
c'est l'orifice externe.

A la naissance, le corps de la matrice est
encore rudimentaire, et ne forme que le

quart du volume de l'organe, tandis que le col en forme les trois quarts.

Après la naissance et jusqu'à la puberté, le développement de l'utérus est pour ainsi dire stationnaire. A l'époque de la puberté, il acquiert en peu de temps les dimensions qu'il devra conserver par la suite, et le corps acquiert sur le col un développement proportionnel considérable, si bien que d'inférieur qu'il était au col peu de mois avant la puberté, il lui devient supérieur après cette époque, et forme les deux tiers du volume de l'organe. Ce développement du corps est en rapport avec la menstruation qui s'établit à cette époque de la vie de la femme.

L'état de grossesse et l'accouchement impriment à la matrice des changements de volume, de forme, de texture, qui laissent sur cet organe des traces ineffaçables, et qui permettent toujours de distinguer la matrice d'une femme qui a eu des enfants de la matrice d'une femme vierge ou stérile. Dans la vieillesse, la matrice s'atrophie, se déforme.

Trompes utérines ou de Fallope. — Les trompes utérines sont deux conduits placés dans l'épaisseur du bord supérieur du ligament large, et longs d'environ 12 centimètres. On les nomme encore trompes de Fallope (*tubæ Fallopianæ*, du nom de l'auteur qui, le premier, les a bien décrits). Ces deux conduits sont étendus transversalement des angles latéraux de la matrice jusqu'auprès des fosses iliaques, où ils vont se fixer par un prolongement très remarquable au côté externe des ovaires. L'orifice interne de chaque trompe, ou orifice utérin est celui par lequel la trompe s'ouvre dans la cavité de la matrice ; il est excessivement étroit, et à partir de là le calibre du canal va à peu près s'élargissant jusqu'à son orifice externe. Vers cette extrémité, le canal s'évase et ses parois se découpent en portions irrégulières pour constituer le pavillon de la trompe ou morceau frangé. Ce prolongement membraneux entoure l'orifice externe de la trompe à la manière dont la corolle d'une fleur enveloppe et protège les étamines et le pistil. Une de ces franges, plus longue que les autres, se convertit en gouttière par suite d'un mouvement de torsion, puis va se fixer à l'extrémité externe de l'ovaire, disposition qui rend plus facile la communication entre l'ovaire et la trompe. Le péritoine forme à la trompe une tunique externe ; une membrane muqueuse et une tunique moyenne complètent sa structure.

La trompe sert de conduit de transmission, d'une part, au principe fécondant du mâle, qui se porte du corps de la matrice à l'ovaire ; d'une autre part, au germe fourni par la femme, qui, de l'ovaire, est porté dans la matrice. — Le pavillon de la trompe a pour usage d'embrasser l'ovaire au moment de la ponte, de s'appliquer exactement sur le point d'où se détache le germe, de saisir ce germe et de l'entraîner dans la cavité des trompes.

4.

*Il suit de là que toute adhérence de l'o-
vaire ou de la trompe qui s'oppose à ce jeu
des organes est une cause de stérilité.*

L'usage de la transmission des trompes
est démontré : 1° par la stérilité des femelles chez lesquelles on a lié les trompes ; 2° par l'existence des grossesses tubaires, dans lesquelles le germe fécondé
s'arrêtant dans la cavité de la trompe, y
parcourt les périodes de son évolution.

OVAIRES OU ORGANES PRODUCTEURS
DE L'ŒUF HUMAIN

Ainsi nommés à cause des petites vésicules ou œufs qu'ils recèlent dans leur
épaisseur, les ovaires sont aux organes
génitaux de la femme, ce que les testicules
sont aux organes génitaux de l'homme ;
c'est-à-dire que les uns comme les autres

secrètent un produit qui est absolument indispensable pour la reproduction. C'est à
raison de cette analogie avec les testicules
que les anciens leur avaient donné le nom
de testicules de la femme (*testes mulie-
bres*).

Les ovaires sont au nombre de deux,
situés de chaque côté de la matrice, dans
cette portion du ligament large qu'on appelle son aileron postérieur, et en arrière
de la trompe.

La situation des ovaires varie suivant
les âges et suivant l'état de l'utérus. Pendant la grossesse, ils s'élèvent dans l'ab-
domen avec le corps de la matrice, sur les
côtés duquel ils sont appliqués. Immédiatement après l'accouchement, ils occupent
les fosses iliaques internes, où ils restent
quelquefois toute la vie.

Le volume des ovaires varie suivant l'âge,
l'état de plénitude ou de vacuité de la matrice, l'état de santé ou de maladie. Plus
volumineux proportionnellement chez le
fœtus que chez l'adulte, les ovaires dimi-

nuent après la naissance, augmentent de volume à l'époque de la puberté, surtout à l'époque des règles, et s'atrophient dans la vieillesse. Pendant la grossesse et après l'accouchement, ils acquièrent un volume considérable.

Chez les jeunes filles, avant l'âge de la puberté, la surface extérieure de l'ovaire est légèrement rosée, lisse et sans inégalité. Chez les femmes réglées depuis plusieurs années, cette surface est rugueuse, comme fendillée et couverte de cicatricules noirâtres, quelquefois de taches ecchymotiques. Chez les femmes, après la cessation de la menstruation, cette surface extérieure est plissée, rugueuse, en raison de l'atrophie des ovaires et du plissement de leur enveloppe extérieure qui en est la conséquence.

Les ovaires ont la forme d'un ovoïde un peu aplati d'avant en arrière, ou d'une amende. Leur couleur est blanchâtre.

L'extrémité externe de l'ovaire est, ainsi que nous l'avons dit, adhérente à une des franges du pavillon de la trompe ; l'interne est fixée à la matrice par le ligament de l'ovaire.

L'ovaire est constitué par un tissu spongieux et vasculaire dans lequel on observe un grand nombre de petites cavités renfermant de petites vésicules qu'on appelle vésicules de de Graaf, du nom de l'auteur qui, le premier, les a bien décrites. Parmi ces vésicules, quelques-unes sont plongées dans l'intérieur même de l'ovaire ; d'autres, plus grosses et précisément les plus mûres, occupent la surface de l'organe, et sont plus ou moins enfoncées dans son parenchyme. Le nombre des vésicules bien apparentes chez une femme adulte, est de quinze à vingt. Mais, à l'aide du microscope, on en aperçoit un bien plus grand nombre, qui, très-petites encore, sont destinées à se développer peu à peu pendant que les autres remplissent leurs fonctions et disparaissent.

Depuis les travaux de de Graaf, la plupart des auteurs considéraient avec lui l'œuf comme constitué par la vésicule que nous venons de décrire ; l'honneur d'avoir le premier découvert l'œuf, comme organe distinct dans cette vésicule, appartient à Baer. L'œuf ou ovule est tout formé dans l'ovaire dès les premières années de la vie. Il occupe une position fixe dans la vésicule, et on le rencontre presque constamment dans le point qui fait saillie à la surface de l'ovaire.

Examiné à la loupe, l'ovule apparaît sous la forme d'un corps arrondi, opaque. Sa petitesse est extrême, quoique le diamètre de la petite sphère qu'il représente soit sujet à varier. Ce diamètre est en général de 1 à 2 dixièmes de millimètre.

Jusqu'à l'âge de la puberté, les vésicules de de Graaf sont peu volumineuses et cachées dans le centre du tissu de l'ovaire ; mais, à cette époque, quelques-unes, au nombre de 15 à 20, semblent plus avancées que les autres, augmentent de volume et se rapprochent de la surface extérieure de l'ovaire. Parmi ces dernières, il en est une sur laquelle, au moment où la jeune fille devient nubile, semble se concentrer un surcroît de vitalité. On la voit en effet s'hypertrophier notablement et venir former une saillie à la surface de l'ovaire : celle-ci se prononce de plus en plus, de telle sorte qu'après quelques jours elle constitue une tumeur du volume d'une cerise et même d'une petite noix surajoutée à la surface ovarienne. A mesure que le développement de cette vésicule fait des progrès, ses parois s'amincissent, deviennent transparentes ; enfin, parvenue au terme de son accroissement, elle semble demeurer stationnaire jusqu'au moment où une surexcitation provoquée soit par la maturité de l'œuf, soit par le rapprochement des sexes, vient en déterminer la rupture. A la suite de cette rupture, l'œuf est expulsé ; il s'engage dans la trompe, dont le pavillon est venu le saisir, et parcourt tout le canal pour arriver plus tard dans la cavité utérine.

L'évolution que nous venons de décrire,

et qui se termine par la crevasse d'une vésicule et l'expulsion spontanée de l'ovule,
n'est point un fait isolé, mais réveille au
contraire dans le reste de l'appareil génital et dans tout l'organisme de la femme
de nombreuses sympathies. Ainsi l'ovaire
auquel appartient la vésicule hypertro-
phiée, la trompe, la matrice, sont le siège
d'une congestion considérable et d'une vitalité tout à fait exceptionnelle, que nous
ne pouvons que signaler en passant, car
leur description nous ferait sortir du cer-
cle étroit que nous nous sommes imposé
dans ce travail.

Il est impossibl , dans l'état actuel de la
science, de préciser d'une manière rigoureuse quel est, pendant la durée de l'écoulement sanguin, le moment précis auquel
a lieu la rupture de la vésicule de de Graaf.
Des autopsies, aujourd'hui très nombreuses, permettent même de penser que ce
moment n'est pas toujours le même, et les
expériences si curieuses de Coste ne laissent aucun doute sur l'influence que peu-

vent exercer les excitations génésiques :
cette influence est telle, qu'elle peut déterminer la rupture d'une vésicule hypertro-
phiée, qui, sans rapprochement sexuel,
fût restée intacte encore plusieurs jours.
Toutefois on peut admettre qu'en général
la crevasse de la vésicule s'opère dans les
derniers jours de l'écoulement.

En résumant les faits dont nous venons
de faire l'histoire, on voit que, vers l'âge
de la puberté, l'ovaire devient le siège
d'une congestion très active, et pour ainsi
dire d'une vie nouvelle : une des vésicules
de de Graaf sur laquelle semble se concentrer toute la vitalité de l'organe, prend
tout à coup un développement considérable ; elle soulève l'enveloppe ovarienne,
constitue une tumeur surajoutée à l'organe,
et ses parois, affaiblies de plus en plus par
l'énorme distension qu'elles ont subie, se
déchirent : à la suite de cette déchirure,
l'ovule ou œuf humain est expulsé, immédiatement saisi par le pavillon de la trompe,
puis conduit, au travers de ce canal, jusque

dans le corps même de la matrice, merveilleusement préparée pour l'héberger.

OVULATION

La question de la fécondation est majeure, pleine d'intérêt à différents points de vue, et a occupé de tout temps les meilleurs esprits. Hippocrate, Aristote, Harvey (l'auteur de la découverte de la circulation du sang), Buffon, etc., ont tous préconisé des systèmes de génération. Leurs théories étaient toujours fort ingénieuses, souvent très séduisantes, mais n'étaient, en somme, que de pures conceptions de l'esprit.

Ces savants, en effet, ignoraient complètement les lois immuables de l'ovulation spontanée ou ponte mensuelle chez la femme, dont la récente découverte a jeté une si vive lumière sur la physiologie de la génération, et donné, scientifiquement, la solution de l'un des problèmes qui ont le plus exercé la sagacité des philosophes de tous les temps et de tous les pays ; — ils ne possédaient pas, non plus, le microscope qui permit à Leuvenhoheck d'examiner la liqueur fécondante du mâle, d'y découvrir un nombre prodigieux de petits animaux, et d'en conclure que ces petits corps animés sont les germes d'êtres semblables à celui qui les contient, et que dans l'acte de la reproduction, un ou plusieurs de ces germes vont s'arrêter dans l'ovaire de la femelle, où ils prennent leur accroissement.

Depuis le jour où Hippocrate a constaté que la femme n'est devenue apte à la fécondation qu'après la première apparition des règles, plus de vingt siècles se sont écoulés avant qu'on soit parvenu, non pas seulement à expliquer, mais même à pressentir la nature du lien étroit qui, en physiologie, unit ces deux phénomènes : menstruation et fécondation ; et lorsque le Père de la médecine établissait, ce qui a été confirmé depuis par l'expérience de tous les siècles, que la fécondation ne s'opère qu'au moment de la période menstruelle, plutôt à la fin qu'au commencement, il ne se doutait probablement pas qu'il se mettait en contradiction avec Moïse, dont la loi interdisait les rapports sexuels au moment des règles. La fécondité des Hébreux prouve, du reste, que l'obéissance à cette loi a été bien souvent transgressée.

Si à ces deux faits d'observation hyppocratique nous ajoutons la connaissance acquise pendant le moyen âge de la congestion dont l'ovaire est le siège pendant la durée des règles, nous aurons, jusqu'à la fin du XVIIᵉ siècle, tout ce que l'esprit humain avait pu élucider dans cet acte si mystérieux de la fécondation.

Plus tard, les travaux si remarquables de de Graaf, de Jean de Horne, etc., vinrent éclairer d'un jour tout nouveau l'anatomie et la physiologie de l'ovaire, mais en laissant toujours dans une obscurité profonde le mécanisme de l'acte même de la fécondation, sur lequel la lumière n'a commencé à se faire qu'environ deux cents ans plus tard, c'est-à-dire tout à fait de nos jours.

C'est à Négrier que nous devons ce que nous savons aujourd'hui de net et de precis sur cet intéressant et délicat sujet, et c'est seulement depuis les découvertes de ce savant que la théorie de l'ovulation spontanée chez la femme a pris rang dans la science. Laissant de côté l'analogie, pour s'appuyer seulement sur l'observation des ovaires de l'espèce humaine, Négrier fut le premier à saisir le lien qui existe entre la fonction de ces organes et la période menstruelle; et, bien qu'il n'ait jamais vu l'œuf, il n'a pas moins reconnu la coïncidence de la rupture des vésicules ovariennes avec les époques de la menstruation.

Après lui, de savants et consciencieux observateurs justifièrent cette opinion par des observations nouvelles, puis donnèrent toutes les preuves rationnelles que l'analogie et l'induction peuvent fournir en faveur de la similitude de la menstruation chez la femme et du rut chez les mammifères. Enfin, Coste a confirmé plus récemment les conclusions de ces nombreux travaux, en donnant les résultats de ses recherches sur l'état des organes génitaux de la femme aux diverses époques de la menstruation et de la période intermenstruelle.

Il a établi, d'une manière irréfutable, qu'une vésicule de de Graaf, dont la maturation coïncide toujours avec la turgescence des organes génitaux, poursuit le cours de son développement pendant les diverses phases de la menstruation, et, selon que les circonstances sont plus ou moins favorables, elle peut se rompre ou dès le début, ou vers la fin, ou à un moment quelconque de cet écoulement périodique.

Ainsi, chez la femme, à chaque menstruation, une vésicule de de Graaf prend sur toutes les autres une prédominance marquée, arrive spontanément à maturité, et, en général, se déchire à un moment indéterminé de cette période, pour expulser l'œuf qu'elle contient.

La menstruation est donc, pour l'espèce humaine, comme le rut pour les animaux, l'époque naturelle de la chute des œufs, et, par conséquent, la plus favorable à la conception ; telle est la cause prochaine de la plus grande aptitude génératrice de la femme à ce moment, telle est la raison physiologique de ce résultat d'observation, qui, déjà constaté par le père de la médecine, était resté sans explication jusqu'à ces dernières années.

Mais cette loi de la ponte périodique, applicable à la femme de même qu'aux femelles des mammifères, bien que générale, n'est cependant pas absolue ; elle souffre quelques exceptions, car il est certainement diverses influences capables de hâter ou de retarder les époques de la maturation et de la chute des œufs. Parmi les principaux moyens accélérateurs, on doit citer l'abondance et la qualité des aliments,

le coït, ou même les seules excitations génésiques.

L'ovule étant détaché de l'ovaire par déhiscence de la vésicule qui le renfermait,
est aussitôt saisi par le pavillon, puis porté
dans la trompe qui, grâce aux cils vibrati-
les dont est tapissée sa surface interne, le
conduit lentement jusque dans l'utérus ou
matrice, où il se fixera d'une manière définitive pour s'y développer si, dans son
trajet, il a été fécondé par un zoosperme,
mais d'où il disparaîtra rapidement par dé-
composition et résorption, si cette fécondation ne s'est pas produite.

La migration de l'ovule depuis l'ovaire
jusqu'à la matrice exige en moyenne huit ou
dix jours; mais à partir de son passage dans
le tiers moyen de la trompe, au moment
surtout où il va s'engager dans le tiers interne, l'ovule non fécondé est déjà altéré
et n'a plus les propriétés germinatives qu'il
possédait précédemment. Sa fécondation,
quand elle doit avoir lieu, se produit donc
antérieurement à son arrivée dans ce tiers

moyen, c'est-à-dire dans le tiers externe, sur le pavillon ou sur l'ovaire même, et pendant les cinq ou six jours, au plus tard, qui suivent sa sortie de la vésicule, quelquefois même oendant cette sortie.

ZOOSPERMES

Le principal agent de la fécondation, fourni par l'homme, est constitué par des éléments anatomiques contenus dans le sperme, lesquels caractérisent le sexe mâle. Ces corpuscules fécondateurs, appelés alternativement zoospermes, spermatozoaires, spermatozoïdes, ont longtemps été considérés comme des animaux, en raison des mouvements dont ils sont doués, d'où le nom d'animalcules spermatiques que leur avait donné Leuvenhoheck. Ce sont des corps filiformes, librement mobiles, qui fourmillent dans le sperme et le caractérisent, du reste, essentiellement. Ils se composent d'une partie plus large et un peu aplatie, qu'on nomme tête, et d'un long appendice cylindrique appelé queue, plus étroit que la tête ; la queue va en s'amincissant toujours, et se termine par une pointe extrêmement fine. Leur longueur totale est de cinq centièmes de millimètre. Ces corpuscules exécutent des mouvements assez vifs à l'aide de leur queue, qu'ils font onduler. Leur force est assez considérable, car ils écartent aisément de leur chemin des cristaux calcaires dix fois plus gros qu'eux. Leur vitesse a été mesurée, et on a reconnu que ceux qui, abstraction faite des excursions en zigzag, se portaient directement d'un point à un autre, parcouraient environ un millimètre par minute. Cette vitesse nous étant connue, sachant, par ailleurs, que, chez la femme, la longueur totale de la matrice est de sept centimètres, celle de la trompe, de douze centimètres en moyenne, il nous sera facile de nous rendre compte du temps qu'il faudra aux zoospermes pour arriver sur l'ovaire ou dans son voisinage, en admettant, ce qui, du reste, a toujours lieu chez les personnes parfaitement conformées, que l'offrande de l'homme soit déposée sur l'orifice externe du canal cervical, ou sur un point qui en soit très rapproché. Du reste, chez la femme, les derniers mouvements synergiques du coït tendent à faire que le col de la matrice et le gland, ou partie antérieure de la verge, se touchent au moment de l'éjaculation. C'est certainement sur le col que celle-ci a lieu ordinairement. Mais, contrairement à ce qu'ont prétendu plusieurs auteurs, nous ne pensons pas que le canal cervico-utérin se dilate et s'entrouvre, au moment de la sensation voluptueuse, afin de favoriser la projection du sperme jusque dans son intérieur. L'état de son orifice, de son conduit et des parois de celui-ci, rend peu probable cette projection.

Quoi qu'il en soit, l'innombrable quantité

de spermatozoïdes que renferme le sperme rend inutile, pour la fécondation, la totalité du produit d'une éjaculation qui, en moyenne, est de sept ou huit grammes. Une seule goutte de ce liquide suffit amplement pour les besoins de l'acte qui nous occupe. — Du reste, chez presque toutes les femmes, une partie du sperme est ramenée à la vulve et s'écoule au dehors par suite du retrait, avec ou sans contraction, des parties vaginales. Cette réjection est bien plus considérable quand les femmes se placent debout après le coït, que si elles demeurent dans le décubitus dorsal, surtout avec le relèvement du bassin et des cuisses, recommandé, lorsqu'il s'agit de favoriser la fécondation. Dans tous les cas, du reste, il y a assez de sperme retenu à la surface du col et des plis de la muqueuse vaginale pour que la fécondation ait lieu, si la progression des zoospermes n'est pas empêchée dans la matrice ou dans les trompes, si le mucus de ces organes n'est pas dans quelque état morbide déterminant la mort des zoospermes; si, enfin, ils rencontrent dans la trompe un ovule mûr et non altéré.

Ces états du mucus amenant l'immobilité des spermatozoïdes en quelques secondes ou en quelques minutes sont, pour celui du col, une trop grande alcalinité, qu'il soit purulent ou transparent; mais celui des flueurs blanches, par simple supersécrétion, sans ulcération, reste sans influence sur eux. La mince couche de mucus qui humecte la muqueuse vaginale, et qui est légèrement acide, laisse aux spermatozoïdes toute leur énergie; mais ce mucus les tue, comme le précédent, quand il devient abondant, purulent et plus acide, avec ou sans bactéries (1); alors ils ne montent pas jusqu'aux trompes et se détruisent sur place. Le sang ordinaire et celui des règles, l'urine, le lait, ne les tuent pas. Les mouvements des spermatozoïdes cessent au-dessous de 10 degrés et au-dessus de 50

---

(1) Sous l'influence de la menstruation, l'action nocive du liquide vaginal est considérablement atténuée.

degrés. — Quelques substances chimiques abolissent leurs mouvements, d'autres les accélèrent et les font même renaître quand ils ont disparu. Les différents acides, l'alcool, l'éther, le chloroforme, le tannin, la salive, la créosote, sont toxiques pour les zoospermes.— L'eau pure, surtout l'eau distillée, est aussi pour eux un poison violent ; sous son influence, ils perdent immédiatement leur activité : ajoutant de l'eau à la liqueur séminale, leur queue prend une disposition en anse, se recourbe et se roule autour d'elle-même. Cependant si l'action de l'eau n'est pas très-prolongée la vitalité des zoospermes n'est pas irrémédiablement perdue, car on peut encore quelquefois la faire reparaître en ajoutant une solution légèrement sucrée ou albumineuse, un peu d'urée, de glycérine, d'amygdaline. La vitalité des zoospermes est augmentée par les liquides contenant du sucre, de l'albumine ou de l'urée en proportion de 10 à 30 pour 100 d'eau, — du phosphate de soude ou du chlorure de sodium à 1 pour 100.

Il résulte des travaux les plus récents que, dans le vagin, les spermatozoïdes perdent leur vitalité *au plus tard* au bout de douze heures, la plupart du temps encore plus tôt et quelquefois même presque immédiatement après leur pénétration dans la cavité vaginale, tandis que, dans le mucus du canal cervical, sept et huit jours après le dernier coït, un certain nombre d'entr'eux ont été trouvés pleins de mobilité

Les spermatozoïdes n'existent pas chez l'enfant; ils ne se développent qu'à l'époque de la puberté.

Contrairement à l'opinion généralement admise, on rencontre les spermatozoïdes dans le sperme d'un certain nombre de vieillards ; on en a trouvé sur des vieillards de 86 ans. Mais d'une manière générale, chez l'homme de 60 ans, la tête des spermatozoïdes commence à grossir et la queue à se raccourcir ; puis vient une époque où ces espèces de têtards n'ont plus de queue : la tête a alors tout envahi ; il leur reste bien encore quelques mouve-

ments légers, mais la progression est devenue impossible.

Il s'en trouve cependant quelques-uns,
mais rarement, qui conservent leur queue
jusque dans un âge très avancé ; ceux-là
peuvent progresser.

FÉCONDATION

La fécondation est l'acte effectué en com-
mun par les deux appareils de la vie de
reproduction. Il est caractérisé par la pénétration, de toutes pièces, de quelques
spermatozoïdes entiers au travers de la
membrane enveloppante de l'œuf ou ovule,
et par leur liquéfaction, leur substance s'u-
nissant matériellement, molécule à molécule, à celle de l'œuf. — Il y a donc, dans
la fécondation, mélange intime de la substance du mâle avec celle de l'ovule femelle, qui reçoit ainsi l'impression de la
constitution du mâle.

CAUSES DE LA STÉRILITÉ

Les causes de la stérilité, que nous allons passer rapidement en revue, sont en réalité si nombreuses que, pour arriver à les déterminer, il est bon de suivre une sorte de méthode artificielle, fondée sur les altérations soit fonctionnelles, soit organiques, qui peuvent leur donner naissance dans chaque organe de l'appareil génital.

Nous commencerons cette étude par l'examen des causes provenant des altérations que peut présenter le phénomène sexuel le plus apparent, celui auquel les femmes apportent le plus d'attention, la menstruation.

DE LA MENSTRUATION DANS SES RAPPORTS
AVEC LA STÉRILITÉ

Le médecin doit s'informer d'abord auprès d'une femme stérile qui vient le consulter, s'il y a chez elle absence, anomalie ou régularité des règles.

S'il y a absence de menstruation se rapportant soit à la non existence, soit à l'atrophie ou à l'arrêt de développement de la matrice ou de ses annexes, soit encore à des adhérences ou à des oblitérations de ces mêmes parties, il est évident que le pronostic sera on ne peut plus fâcheux en ce qui concerne la fécondité de la femme ; car alors nous serons en présence de cette alternative : ou il n'y aura pas production de l'ovule (œuf humain), et, conséquemment, impossibilité de féconder un œuf qui n'existe pas ; ou bien il y aura formation de l'ovule, mais le résultat sera identique si des adhérences ou des oblitérations des trompes ou des ovaires interceptent toute communication entre ces derniers organes et l'utérus ou matrice.

Cependant l'absence de la menstruation peut s'allier, quoique rarement, à une bonne conformation des organes génitaux avec fonctionnement régulier des ovaires, c'est-à-dire avec la maturation d'une vésicule de de Graaf et sortie par déhiscence d'un ovule ou œuf humain ; elle constitue alors une anomalie ou une imperfection simplement physiologique. Dans ces conditions *tout-à-fait exceptionnelles* il n'y a pas de raisons plausibles pour que les femmes ne deviennent mères, si elles ne portent une autre cause d'infécondité.

Le cas qui nous occupe est assurément fort rare, plus rare à coup sûr que le prétendait Aran, qui affirmait que des femmes très mal réglées et même des femmes qui n'ont jamais été réglées ont *souvent* des enfants en plus ou moins grand nombre ; mais il en existe en réalité des exemples, comme en témoignent des observations authentiques d'auteurs très recommandables et absolument dignes de foi. Aran a connu une femme, mère de neuf enfants, qui n'était jamais réglée, excepté lorsqu'elle était enceinte. Rondelet parle d'une femme de Montauban qui accoucha douze fois sans avoir été réglée ; — Joubert, d'une dame qui, dans les mêmes conditions, accoucha dix-huit fois ; — Flechner a vu une femme n'ayant jamais été réglée avoir six grossesses en treize ans, etc... — Néanmoins, cette absence dite physiologique des règles est accompagnée le plus souvent d'infécondité, et il est probable qu'elle tient à une altération profonde non seulement de la fonction, mais de l'appareil sexuel.

Les anomalies de la menstruation proviennent de causes mécaniques ou d'états morbides. — Les premières se manifestent sous la forme de rétention menstruelle et sont déterminées soit par l'atrésie congénitale ou accidentelle des orifices interne ou externe du canal cervico-utérin, soit par l'état fœtal de la matrice ou même par l'absence congénitale de cet organe, les ovaires étant intacts; soit encore, et c'est ce qui a lieu le plus habituellement, par une émotion morale violente ou par une impression vitale très forte, telle qu'en produit, par exemple, une immersion intempestive dans l'eau froide.

Il peut arriver que les règles soient seulement retardées ou difficiles. Quelquefois ces rétentions menstruelles donnent lieu à ce que l'on a appelé déviation des règles, règles dévoyées, hémorrhagies supplémentaires, et par là on entend tout écoulement de sang se faisant à des époques périodiques, par d'autres parties que la matrice. Ce phénomène anormal se produit tantôt aux lieu et place des règles, tantôt en même temps que cet écoulement, qui est alors excessivement diminué. Cette rétention menstruelle simule l'aménorrhée en empê-

chant l'évacuation du liquide sanguin, et
dure tant que l'obstacle mécanique qui
s'oppose à son issue n'a pas été levé.

Il n'est pas de point du corps par lequel
l'hémorrhagie supplémentaire des règles
ne puisse se faire ; cependant, tout en pouvant se produire presque partout, ces
hémorrhagies ont des sièges de prédilec-
tion, parmi lesquels il faut signaler la muqueuse de l'estomac (vomissements de
sang), les mamelles, la muqueuse des
bronches (crachements et vomissements
de sang), la muqueuse nasale (épistaxis ou
saignements de nez). Elles peuvent se ma-
nifester jusqu'à la racine des ongles.

D'autres fois elles se produisent par
plusieurs points différents du corps, soit
simultanément, soit séparément et alternativement.

Nous avons observé nous-même, il y a
environ 15 ans, un fait de cette nature,
extrêmement intéressant, et à coup sûr
fort rare : Mme R... amena à notre consultation sa jeune fille, âgée de quatorze ans

et demi, afin, nous dit-elle, que nous lui indiquions un moyen de faire disparaître une sueur de sang qui, depuis dix-huit mois, se montre périodiquement tous les mois chez cette enfant, et dont le siège est invariablement au front, dans le creux des mains et à la partie antérieure de la poitrine, au niveau de la région précordiale. Cette sueur de sang dure quatre jours. Mlle R.... est grande, bien développée, et présente tous les attributs d'une santé parfaite. *Elle n'est pas réglée*, mais éprouve, chaque mois, les légers troubles généraux qui précèdent habituellement l'évacuation cataméniale chez les enfants de son âge. Les seins sont suffisamment développés. Sur le front, deux séries de gouttelettes de sang forment deux lignes ponctuées assez régulièrement parallèles ; ces lignes, distantes l'une de l'autre d'environ trois centimètres, viennent se perdre sur les régions temporales. Sur la poitrine, au niveau de la région précordiale, les gouttelettes de sang, parfaitement isolées les unes des autres, décrivent une circonférence assez régulière d'un diamètre de huit centimètres. — Dans le creux des mains, au niveau du sillon formé par les éminences thénar et hypothénar, les gouttes de sang sont plus grosses et plus rapprochées, et forment vite une tache unique de deux centimètres et demi de longueur sur un centimètre de largeur. Cette perspiration sanguine est continue, et quand on essuie avec un mouchoir les surfaces qui en sont le siège, on voit immédiatement sourdre de nouvelles gouttelettes.

Ce fait, qui autrefois eût passé pour merveilleux, est simplement le résultat d'une déviation menstruelle ; et si la cause qui empêche actuellement le libre écoulement du sang par les voies naturelles peut être détruite, nul doute pour nous que la perspiration sanguine de la peau ne prenne fin aussitôt.

Mlle R... ne fut examinée que très superficiellement, sa mère préférant qu'un examen sérieux et complet ne fût fait qu'à son retour d'un long voyage pour lequel elle partait le lendemain. Malheureusement nous ne revîmes pas Mme R... et sa fille, et n'avons plus jamais entendu parler d'elles. Nous l'avons regretté et le regrettons encore vivement, car il s'agissait là d'un fait extrêmement rare et dont l'étude eût été intéressante à plusieurs points de vue.

Quoi qu'il en soit de tous ces faits et des interprétations diverses qui leur ont été données, abordons ce qui, pratiquement, nous intéresse le plus dans cette question, à savoir qu'il est aujourd'hui scientifiquement démontré qu'il existe entre l'ovulation ou ponte spontanée et les hémorrhagies supplémentaires ou règles déviées, la même relation qu'entre la ponte périodique et l'hémorrhagie utérine concomitante, notamment si l'hémorrhagie, quel qu'en soit le siège, se fait en même temps que la ponte. Il en résulte que la fécondité des malades atteintes de déviation menstruelle n'est pas douteuse. On cite des faits authentiqués dans lesquels la grossesse a été observée.

Pauli (de Landau) a vu une fille de dix-neuf ans, chez laquelle les règles furent remplacées pendant dix-huit mois par un saignement de nez. Elle devint mère, puis les règles reparurent tous les mois.

Une femme qui n'avait jamais été réglée que par des vomissements de sang, devint grosse ; elle accoucha heureusement et nourrit son enfant pendant quelques mois. Ayant été obligée d'interrompre l'allaitement, elle vit reparaître les vomissements de sang.

Hoffmann rapporte l'exemple d'une femme de trente-un ans qui, frappée d'une grande frayeur au moment de l'écoulement menstruel, eut une suppression. A l'époque suivante, la menstruation fut presque nulle, et il y eut une expectoration sanguine qui cessa d'elle-même au bout de quatre jours. Depuis ce temps elle eût régulièrement, à chaque mois, une évacuation sanguine plus ou moins abondante par les voies pulmonaires. Pendant ses grossesses, les règles et l'hémoptysie cessaient. Après l'accouchement et même pendant la lactation, l'hémoptysie revenait. La santé de cette femme n'a été nullement altérée.

Molinetti a connu à Venise la femme d'un tailleur, d'une grande beauté, qui, jusqu'à 50 ans, a eu des vomissements de sang tous les mois, en guise de règles : cela ne l'a pas empêchée d'avoir plusieurs enfants.

Ainsi, hors les cas d'atrésie ou d'altération profonde de l'utérus, la déviation des règles n'implique pas la stérilité.

Les anomalies de la menstruation provenant d'états morbides se présentent sous la forme d'aménorrhée (absence de menstruation qui se produit à la suite d'une ou plusieurs apparitions des règles), de leucorrhée (pertes blanches ou fleurs blanches) de dysménorrhée (menstruation difficile), de ménorrhagie (exagération de l'hémorrhagie menstruelle), etc. — Il s'agit de savoir si ces troubles tiennent à un état simplement local ou s'ils dépendent d'un état général, s'il y a altération de la muqueuse utérine, déviation ou flexion de la matrice, congestion active ou passive, etc., ou bien si la femme est atteinte de chlorose, d'anémie, de pléthore, d'altérations organiques, ou de quelque diathèse. Parmi ces troubles, il en est qui, tels que les ménorrhagies et les métrorrhagies, ne s'opposent pas à la fécondation, mais qui, par leur tendance à se reproduire, périodiquement ou non, sous l'influence de la moindre provocation ou sans cause connue, expulsent l'œuf récemment fécondé et donnent lieu à des avortements précoces se produisant indéfiniment et équivalant à la stérilité.

DU VAGIN DANS SES RAPPORTS AVEC LA STÉRILITÉ (1)

Les causes de stérilité inhérentes au canal

(1) Les causes de stérilité se rapportant aux anomalies de l'hymen ont été signalées pages 26, 27, 28, 29, 30, 31 et 32.

vaginal se rapportent à des altérations de forme ou de sécrétion de cet organe.

L'étroitesse congénitale ou accidentelle du vagin, soit dans toute son étendue, soit sur un point quelconque de sa surface, est une cause de stérilité, ou du moins ce n'est que très exceptionnellement que la fécondation peut avoir lieu dans ces conditions ; car alors l'intromission de la verge étant difficile et incomplète, l'éjaculation spermatique, au lieu d'arroser en quelque sorte le pourtour de l'orifice externe du canal cervical, seule condition favorable à la pénétration des zoospermes dans la matrice, le produit de l'éjaculation spermatique, disons-nous, est déversé à une distance plus ou moins grande de cet orifice, distance toujours difficile à franchir pour les zoospermes, étant donnée la virtualité du canal vaginal ; de sorte que dans ce cas, c'est surtout la gêne du coït qui produit la stérilité. Pour y remédier on doit faire usage de corps dilatants, surtout de tiges de laminaria digitata, et insister sur leur emploi non seulement en vue de combattre la stérilité, mais aussi en prévision d'un accouchement ultérieur.

Du reste, malgré ces conditions très-défavorables, la conception est possible et, chose non moins remarquable, l'accouchement peut se faire aisément et amener la guérison définitive de l'anomalie.

Lorsque l'étroitesse du canal vaginal est très-prononcée, elle rend les rapprochements sexuels absolument impossibles, et constitue alors l'impuissance. *Tel est le cas observé chez Jeanne d'Arc par les deux médecins chargés par les commissaires anglais de reconnaître sa virginité.*

Le canal vaginal peut aussi être trop large, soit par suite de rapprochements sexuels trop fréquemment répétés, soit surtout par défaut de tonicité des fibres musculaires qui constituent ses parois. Cette disposition, outre qu'elle favorise considérablement la chute de l'utérus et de la muqueuse du vagin, a aussi pour résultat de nuire beaucoup à la fécondation; car la verge n'étant plus comprimée de toutes parts, pendant le congrès, par les parois vaginales, le sperme s'écoule au dehors immédiatement après l'éjaculation.

Cette cause de stérilité est heureusement facile à combattre par des injections toniques et astringentes de plus en plus concentrées, et le resserrement des parois vaginales qui résultera de ces injections sera, on le conçoit, plus ou mois prononcé, selon que l'action des astringents sera passagère ou permanente, selon que la solution employée sera plus ou moins concentrée, et selon le degré d'astringence de la substance. Mais l'usage de ces injections ne doit pas être continué trop lo emps sans quelques interruptions, autrement on dépasserait le but en produisant un rétrécissement plus ou moins accentué, presque de l'atrésie. Ainsi, nous connaissons une dame dont le canal vaginal était devenu fort large, beaucoup trop large, même, après trois accouchements successifs. Dans le but de plaire à son mari, qui s'accommodait fort mal d'un tel état de choses, cette dame prit des injections avec une substance tellement astringente qu'elle se rétrécit à un point tel qu'il ne lui fut plus possible, pendant plusieurs semaines, d'avoir des rapprochements sexuels. Il y a bien longtemps, du reste, que cet effet des substances astringentes sur le canal vulvo-vaginal est connu. Ainsi Zacchias disait que des jeunes filles, pour céler leur impudicité, laquelle apparaîtrait facilement à leur mari, à cause du relâchement des vois génitales, avaient le pouvoir de se rendre tellement étroites, par des remèdes appropriés, qu'elles parvenaient à acquérir, non seulement l'étroitesse qu'elles avaient avant de perdre leur virginité, mais encore à la dépasser de beaucoup.

Tagereau raconte aussi que, de son temps, il y avait des spécialistes dont la principale occupation était de rendre vierges celles qui ne l'étaient plus.

Les tumeurs du vagin, de quelque nature

qu'elles puissent être, constituent aussi des causes de stérilité, par suite de la gêne qu'elles apportent dans les relations conjugales.

Le canal vaginal peut être trop long, par rapport à la verge, par suite d'une élévation anormale de la matrice ; de même il peut être trop court, par suite d'un abaissement ou chute de cet organe. Dans le premier cas, le sperme est déversé à une certaine distance en avant du col de la matrice, distance variable, du reste, avec le degré d'élévation, d'où difficulté extrême qu'ont les spermatozoaires pour gagner l'orifice utérin. — Dans le second cas, c'est-à-dire lorsqu'il y a abaissement de la matrice, le gland de la verge glisse sur le col, que ce col soit ou non conique, et va se loger dans l'un des culs-de-sac utéro-vaginaux, habituellement dans le postérieur, le déprime de plus en plus et forme là une véritable poche copulatrice au fond de laquelle s'épanche le produit de l'éjaculation.

Les zoospermes se trouvent alors relati-

vement très éloignés de l'orifice du col, et
ce n'est qu'exceptionnellement qu'ils pour-
ront franchir sans encombre l'intervalle
qui les sépare de cet orifice.

Plusieurs moyens fort simples peuvent
être opposés avec succès à cette dernière
cause de stérilité. Parmi les meilleurs,
nous devons mentionner en première ligne
le congrès *more bestiarum*, préconisé avec
tant de justesse par le vieux Juvénal; le
congrès opéré de cette façon a pour effet
de diminuer la longueur de la partie de la
verge introduite dans le canal vaginal.

Mais si les rapports ont lieu dans les conditions les plus ordinaires, c'est-à-dire par
opposition, le mari doit s'appliquer *à rec-
tifier le tir*, soit en ne poussant pas trop
loin l'intromission, soit en plaçant à la racine de la verge, préalablement au coït,
un mouchoir roulé en forme de bourrelet.

Du reste, ce qu'il importe de ne pas perdre de vue, dans cette question, c'est que
la fécondation aura d'autant plus de chances de se produire que le sperme sera éja-

culé plus près de l'orifice externe du canal cervico-utérin. Le mari doit donc favoriser de tout son pouvoir la profusion de la semence sur le col même de la matrice.

L'acidité des sécrétions vaginales et utérines constitue une cause positive de stérilité, car on sait aujourd'hui que les spermatozoïdes sont frappés de mort dès qu'on les met en contact avec un liquide même légèrement acide. — Ce fait explique pourquoi certaines femmes ont des enfants malgré un écoulement blanc très abondant, alors que d'autres dont l'écoulement est peu abondant et en apparence insignifiant, demeurent indéfiniment stériles. C'est que chez ces dernières, en effet, les sécrétions utéro-vaginales étant acides, les spermatozoïdes sont détruits et la fécondation devient impossible.

La réaction alcaline de ces mêmes sécrétions n'est pas une cause d'infécondité, comme l'ont démontré autrefois Liégeois et Byasson, dans leurs études sur le sperme. Ces physiologistes ont au contraire constaté que l'alcalinité des milieux était favorable à la vie des spermatozoïdes. Byasson avait remarqué que les phosphates alcalins mélangés à de l'eau albumineuse augmentaient et conservaient longtemps la vitalité des spermatozoïdes. Il en avait même conservé vivants pendant une dizaine de jours dans un liquide alcalin et albumineux à la température de 36 degrés.

Le traitement de la stérilité qui reconnaît pour cause l'acidité des sécrétions utéro-vaginales consiste donc à détruire cette acidité sécrétoire et à mettre les organes génitaux dans les mêmes conditions que celles que l'on obtient en immergeant les spermatozoïdes dans un liquide conservateur alcalin. On obtient ce résultat en ordonnant à la malade des bains alcalins, des injections alcalines tièdes, en lui faisant boire quelque temps de suite de l'eau de Vichy ou de Vals.

Après vingt ou vingt-cinq jours de ce traitement régulièrement suivi, les pertes blanches ne présentent plus de réaction acide, et la fécondation ne manquera pas de se produire s'il n'existe pas ailleurs une autre cause de stérilité.

Il existe aussi, chez un certain nombre de femmes stériles, un état particulier, mal défini, du mucus vaginal, alors même que ses réactions sont neutres ou alcalines. Cet état échappe à l'analyse chimique et ne se manifeste à notre observation que par la singulière et funeste influence qu'il exerce sur les spermatozoaires, lesquels perdent toute leur vitalité immédiatement après leur pénétration dans la cavité vaginale.

C'est surtout chez les femmes brunes que nous avons le plus souvent rencontré ce nouveau cas bien positif de stérilité, encore peu connu, malgré sa fréquence relative.

DE L'UTÉRUS OU MATRICE DANS SES RAPPORTS AVEC LA STÉRILITÉ

Les causes de stérilité ayant leur siège

dans l'utérus sont nombreuses et variées. Les unes résultent soit d'obstacles directs à la pénétration des spermatozoïdes ou de l'altération des milieux que ces agents fécondateurs doivent traverser, soit d'une impuissance purement fonctionnelle, d'une altération physiologique des moyens de transport du principe fécondant, soit encore de la localisation sur ces organes d'un état morbide général.

L'absence de l'utérus, son état embryonnaire ou son atrophie prononcée, sont évidemment des conditions de stérilité absolue contre lesquelles on ne doit rien tenter; il en est ainsi de l'utérus qui, normalement développé en apparence, manque cependant entièrement de cavité. Ces anomalies sont heureusement fort rares et faciles à diagnostiquer par l'absence des règles et des signes de la rétention menstruelle, ainsi que par les données que fournit l'exploration directe et minutieuse des parties.

L'atrophie utérine légère, de date récente, et n'intéressant que l'un des seg-

ments, le corps ou le col, peut quelquefois se guérir par un traitement rationnel,
et alors cesse la stérilité à laquelle elle
donnait lieu.

L'imperforation du col de la matrice
est une cause de stérilité qu'il est facile de
comprendre, et qui peut être traitée effica-
cement. Il en est ainsi de l'étroitesse congénitale et des rétrécissements accidentels
du canal cervico-utérin ou de ses orifices
interne et externe. Ces états pathologiques, qui donnent souvent lieu à la dysménorrhée mécanique, jouent un rôle important dans l'infécondité, et, comme ils ne
sont pas accompagnés toujours de troubles
menstruels considérables, il est facile de
méconnaître dans ces cas la cause réelle
de la stérilité, si l'on ne se livre à une exploration directe.

Leur guérison radicale s'obtient en général, et avec elle cesse la cause qui entretenait la stérilité.

Une autre altération mécanique du col,
produisant des effets analogues à ceux que

nous venons de décrire, *est la torsion* que le corps peut éprouver sur le col, par suite de laquelle il se fait dans l'axe de la cavité cervico-utérine une déviation qui en rend la pénétration difficile ou impossible par les zoospermes. L'usage longtemps continué et renouvelé des tiges de *laminaria digitata*, qui opèrent simultanément l'élargissement et le redressement de l'isthme est très propre à faciliter la fécondation.

Les flexions sont aussi des causes de stérilité. L'état pathologique que l'on désigne sous ce nom est la courbure de l'organe en avant (antéflexion), en arrière (rétroflexion), ou sur un côté (latéroflexion). Les flexions sont souvent le résultat et toujours l'indice d'une altération ou d'une modification particulière du tissu de l'utérus. Elles sont congénitales ou accidentelles, simples ou compliquées, siégeant tantôt sur le corps, tantôt sur le col, mais le plus souvent sur l'isthme, c'est-à-dire au point de réunion du corps et du col. Elles peuvent varier de degré, depuis la plus légère courbure jusqu'à la flexion la plus prononcée, les deux portions de l'organe formant entr'elles dans le premier cas un angle obtus, et dans le second un angle aigu.

Les flexions simples sont celles qui sont réduites à elles-mêmes, c'est-à-dire dénuées de toute complication, ce qui est très rare, les complications ne tardant pas à survenir comme effets, si elles n'existaient pas déjà comme causes.

Les flexions compliquées sont les plus communes, et parmi les maladies dont la coexistence avec elles est la plus fréquente, il faut mettre en première ligne l'inflammation utérine et péri-utérine, l'engorgement et la congestion chronique de la matrice, ainsi que les adhérences de son corps avec les organes voisins par l'intermédiaire du péritoine.

Nous avons dit que les flexions peuvent se faire en plusieurs sens. La plus fréquente, assurément, est celle qui se fait en avant, et porte le nom d'antéflexion ; elle se rencontre surtout chez la jeune femme n'ayant jamais fait ni enfants ni fausses-couches. La flexion qui a lieu en arrière est la rétroflexion ; elle est moins fréquente que l'antéflexion et s'observe surtout chez la jeune femme ayant eu des enfants ou des avortements. Enfin la latéroflexion ou flexion sur un côté de l'organe est extrêmement rare.

Quelle que soit, du reste, leur direction, les flexions, lorsqu'elles se produisent au niveau de l'isthme, ce qui est le cas le plus ordinaire, entraînent nécessairement, dans la lumière de l'orifice interne du canal cervical, une diminution qui est d'abord purement mécanique, mais qui peut devenir plus tard organique et définitive. La paroi de cet orifice correspondant à l'angle rentrant de la flexion forme un angle saillant qui rend difficile le passage du sang menstruel ou du liquide leucorrhéique de la cavité du corps dans celle du col, et celui d'un cathéter de la cavité du col dans celle du corps ; de là les tranchées violentes qui précèdent ou accompagnent presque toujours l'écoulement menstruel, chez les malades atteintes de cette très fâcheuse affection. — Puis il peut arriver, et cela se voit malheureusement trop souvent, que l'altération du tissu se continuant graduellement, il se forme du tissu fibreux au niveau de la flexion, et le rétrécissement organique du début devient l'équivalent d'une oblitération.

Il est dès lors facile de se rendre compte comment cet état pathologique constitue une cause sérieuse de stérilité, alors même que l'orifice externe du col se trouverait dans l'axe du canal vaginal. Les zoospermes, en effet, peuvent bien arriver jusqu'au fond du canal cervical, mais en raison de l'obturation de son orifice interne ils ne peuvent s'engager dans le corps même de l'utérus, pour de là aller gagner ultérieurement les trompes, à la recherche d'un ovule.

Mais les flexions ne sont des causes

réelles de stérilité que lorsqu'elles sont très prononcées, et la stérilité qui en résulte alors est incurable lorsque la flexion est entretenue par des adhérences, des brides cicatricielles qui rendent le redressement de l'utérus impossible. Il y a dans ce cas deux causes d'infécondité : la première est l'obstacle mécanique qui nuit à la facilité de communication entre les cavités cervicale et utérine, au niveau de l'isthme; la seconde, l'altération du tissu, le ramollissement, sous l'influence duquel la flexion s'est produite et se maintient.

Quand il n'y a pas d'adhérences maintenant la flexion et immobilisant la matrice, on peut obtenir des résultats très satisfaisants d'un traitement rationnel et du redressement même momentané de la flexion.

Les déviations utérines, dont les principales, au nombre de quatre, sont l'antéversion, la rétroversion et les latéroversions droite et gauche, constituent des causes extrêmement fréquentes de stérilité, par suite de la direction anormale que l'axe longitudinal de la matrice affecte alors, par rapport au détroit supérieur, à l'excavation pelvienne et aux viscères qui y sont contenus.

L'antéversion est la plus commune de ces déviations ; elle n'est que l'exagération de l'inclinaison naturelle de l'utérus. Le fond de l'organe comprime et refoule devant lui la vessie, et vient s'appliquer contre la symphyse pubienne ; le col, au contraire, s'élève en arrière dans la concavité du sacrum, refoulant la paroi postérieure du vagin et la face antérieure du rectum, qu'il déprime au point de s'y creuser une sorte de loge.

La rétroversion est plus rare, parce qu'elle est, à l'inverse de l'antéversion, tout-à-fait contraire à l'inclinaison normale de l'utérus ; quand elle est très prononcée, le fond de l'utérus non seulement regarde en arrière, mais tombe dans la concavité du sacrum au-dessous de l'angle sacro-vertébral ; il peut même, dans les cas extrêmes, tomber jusque sur le plancher périnéal et y produire des troubles fonctionnels que nous n'avons pas à étudier ici. Le col, de son côté, remonte vers la symphyse du pubis, et se trouve tantôt sur le même plan que le fond, tantôt tellement relevé qu'il refoule devant lui le bas-fond de la vessie. *Les latéro-versions* sont rares à un degré élevé. Le fond de l'utérus s'incline de l'un ou de l'autre côté, tandis que le col s'élève du côté opposé.

Ces différentes déviations, quand elles sont prononcées, constituent autant de causes de stérilité ; en effet, lorsque le col regarde le sacrum, ou mieux le promontoire, comme dans l'antéversion, et surtout lorsqu'il regarde le pubis, comme dans la rétroversion, à moins d'un redressement naturel très rare à observer, ou d'une réduction artificielle, la fécondation est bien difficile.

Il est certain que la condition la plus favorable à la pénétration des zoospermes dans la matrice est que le gland soit placé, au moment de l'éjaculation, vis-à-vis le méat utérin. Dans le cas où la déviation est assez prononcée pour rendre cette rencontre impossible, il y a peu de chances pour que la pénétration des spermatozoaires ait lieu. Il suffit, en un mot, d'un simple défaut de rapports entre l'organe mâle qui éjacule la semence et le méat utérin qui doit en recevoir le principe fécondateur, pour rendre la pénétration des spermatozoaires très difficile, impossible même et empêcher la fécondation.

De même que pour les flexions, on peut obtenir pour les divers genres de déviations utérines des résultats très satisfaisants d'un traitement rationnel et du redressement même momentané de la déviation.

L'allongement hypertrophique ou la conicité du col peuvent aussi empêcher indéfinitivement la fécondation, en s'opposant à la rencontre du méat utérin avec le pénis et obligeant celui-ci à se creuser une poche copulatrice adventive, postérieure ou postéro-latérale, où la semence est en quelque sorte fourvoyée.

L'abaissement de la matrice agit absolument dans le même sens.

L'hypertrophie du col, bornée à une seule lèvre du méat utérin, peut également empêcher la fécondation, et cela se conçoit, puisque l'orifice est alors nécessairement dévié, ou en partie oblitéré, ou du moins masqué par la lèvre excédante.

La *congestion*, l'*inflammation*, les *granulations*, les *fongosités* du col, constituent parfois des obstacles mécaniques à la fécondation ; et pour détruire ces causes de stérilité on doit employer tous les moyens rationnels pour rétablir la libre communication du vagin avec l'utérus par l'intermédiaire des orifices et de la cavité cervico-utérine.

De même pour les *altérations organiques, les corps fibreux, les polypes, le cancer*, qui ne sont pas toujours des causes absolues de stérilité, mais qui n'en apportent pas moins une gêne très grande aux fonctions utérines.

Enfin, les sécrétions très abondantes ou viciées peuvent empêcher la fécondation de deux manières : mécaniquement ou chimiquement. Par une pure action mécanique, la leucorrhée très visqueuse, cohérente, tenace, obturant complètement le col par un bouchon gélatineux, apportent souvent des obstacles puissants à la fécondation, en empêchant les zoospermes de pénétrer jusque dans la cavité utérine. Chimiquement, le mucus trop alcalin de la matrice peut tuer les zoospermes.

Des trompes utérines dans leurs rapports avec la stérilité. — Nous avons vu dans la partie anatomique de cette notice, que les trompes utérines servent de conduits de transmission, d'une part, au principe fécondant du mâle qui se rend du corps de la matrice à l'ovaire ; d'une autre part, au germe fourni par la femme, qui, de l'ovaire se porte dans la matrice. Par conséquent, toutes maladies qui oblitèrent, détruisent, soit en totalité, soit même sur un seul point, la lumière de ces conduits, constituent une cause de stérilité absolue, que ces maladies intéressent directement le tissu même des trompes, ou qu'elles agissent par influence de voisinage.

L'absence, l'atrophie ou les adhérences des trompes avec l'utérus constitue encore des empêchements absolus à la fécondation. On a attribué à l'oblitération des trompes la stérilité habituelle des filles publiques.

Il va sans dire que les lésions dont nous venons de parler n'entraînent la stérilité après elles que lorsque les deux trompes sont oblitérées, ou absentes, ou adhérentes ; car il suffit que l'une seulement soit indemne pour que s'opère, sans encombre, l'acte important de la fécondation.

DES OVAIRES DANS LEURS RAPPORTS AVEC LA STÉRILITÉ

Nous avons vu, en étudiant l'anatomie et la physiologie des ovaires, que ces organes sont producteurs de l'ovule ou œuf humain de la femme. Par suite, toute anomalie, toute maladie de nature à détruire ou troubler profondément leurs fonctions, entraîne forcément après elle la stérilité.

La condition la plus absolument indispensable que doit remplir une femme pour être apte à procréer, est de posséder si non deux, du moins un ovaire, où se forment régulièrement des œufs qui y atteignent leur maturité et qui en sont périodiquement expulsés ; mais cet acte physiologique ne peut-il s'établir, est-il suspendu ou s'éteint-il définitivement, la femme, incapable, dès lors, de se reproduire, est absolument improductive ou stérile.

Les ovaires peuvent manquer complétement, mais c'est là une anomalie fort rare ; il n'est pas besoin d'ajouter qu'alors la stérilité est absolue, puisqu'il n'y a pas formation de l'œuf. — C'est ainsi que deviennent infécondes les femmes auxquelles, pour des raisons quelconques, chirurgicales ou autres, on a enlevé les deux ovaires ; *et c'est pourquoi un fameux châtreur de porcs enleva les deux ovaires à sa fille, afin de prévenir chez elle les conséquences de l'inconduite ; telle était également l'opération au moyen de laquelle on fabriquait des eunuques femelles pour le service des anciens rois de Lydie.*

L'état rudimentaire des ovaires exclut également l'idée du développement des vésicules de de Graaf. Mais cet état rudimentaire, de même que l'absence des ovaires peut ne siéger que d'un côté : dans ce cas la fonction ovarienne s'exerce comme si ces organes existaient des deux côtés, et il y a des grossesses et des enfants de l'un et de l'autre sexe.

L'atrophie des ovaires dépend surtout de causes générales, telles que la chlorose, la scrofule, la phthisie, le rachitisme, de l'action de certains médicaments, etc. L'usage prolongé de l'opium peut amener ce résultat, et la stérilité prématurée à laquelle les femmes de la Chine sont sujettes n'a probablement pas d'autre cause. L'alcool amène peut-être aussi, à la longue, un résultat analogue.

Les dégénérescences fibreuses, kystiques, tuberculeuses, cancéreuses des ovaires, arrêtent naturellement la germination d'une manière définitive, au moins dans l'ovaire qui en est atteint.

L'ovarite aiguë suspend habituellement le travail de l'ovulation ; l'ovarite chronique ne l'empêche pas d'une manière absolue, mais elle peut l'entraver beaucoup.

Une femme qui a été atteinte d'une ovarite double, ou qui continue à souffrir d'une double ovarite chronique, est donc exposée, alors même qu'elle a ses règles, à être stérile et à l'être d'une manière incurable.

En résumé, la stérilité chez la femme est absolue ou relative. Elle est absolue quand il y a absence, état embryonnaire, atrophie prononcée, adhérences ou altérations organiques profondes de l'utérus ou de ses annexes ; ce genre de stérilité, contre lequel il n'y a évidemment rien à tenter, *est heureusement fort rare.*

La stérilité est relative quand, les états pathologiques ci-dessus mentionnés faisant défaut, elle est due soit à des obstacles mécaniques à la rencontre des deux éléments mâle et femelle (zoospermes et ovule), soit à l'altération des milieux que les zoospermes doivent traverser, milieux au contact desquels ils perdent leur vitalité. Ce genre de stérilité, qui est à beaucoup près le plus fréquemment observé, *est habituellement curable,* que sa cause soit congénitale ou pathologique, et il cède la plupart du temps aux moyens que nous lui opposons.

Quelques-uns de ces moyens consistent à combattre, par un traitement approprié, les lésions organiques ou fonctionnelles qui déterminent la stérilité, et la durée de ce traitement est naturellement subordonnée à la nature même de ces lésions.

Mais lorsque nous nous trouvons en

présence de causes de stérilité résultant d'états congénitaux ou pathologiques qui n'ont pas cédé à nos traitements, ou à ceux de confrères précédemment consultés, lorsque nous rencontrons des cas que nous savons d'avance ne pas pouvoir guérir, lorsque, enfin, nos clientes, **assistées de leurs maris** *nous déclarent péremptoirement qu'elles ne peuvent ou ne veulent se soumettre aux chances toujours aléatoires d'un traitement habituellement fort long, alors, mais seulement alors, nous les initions aux secrets du moyen par excellence, du moyen réellement efficace et donnant des résultats à peu près constants.* Ce moyen consiste. à faire franchir artificiellement aux spermatozaires les obstacles, quels qu'ils soient, qui interceptent leur migration vers l'ovule (œuf humain). Ces obstacles étant franchis, et les deux éléments de la fécondation étant en présence, l'acte de la fécondation s'accomplit infailliblement, seul et d'une manière absolument physiologique.

Le procédé dont s'agit, et dont nous allons donner un aperçu dans le chapitre suivant, constitue ce que l'on appelle, à tort, la *fécondation artificielle*, dénomination assurément défectueuse, car il n'y a d'artificiel, dans l'espèce, que le moyen de transport, la fécondation en elle-même ne pouvant jamais être, sous quelque prétexte que ce soit, autre chose qu'un phénomène purement physiologique.

DE LA FÉCONDATION ARTIFICIELLE

Vers le milieu du siècle dernier, le Hollandais Schwammerdam ayant fait connaître en Europe que les orientaux parcouraient souvent plusieurs centaines de kilomètres afin d'aller recueillir du pollen ou poussière fécondante mâle, dont ils se servaient pour féconder leurs dattiers femelles, plusieurs physiologistes distingués, frappés du fait de cette fécondation artificielle des végétaux, vulgaire en Orient, pensèrent à en faire des applications dans le règne animal.

Dom Pinchon, de l'abbaye de Reame,

est le premier qui ait tenté cette expérience avec succès. Il a fécondé et indiqué
le moyen de féconder artificiellement des
œufs de poissons en versant sur eux la
laitance du mâle. Plus tard, en 1764, Jacobi
indique la manière de faire tomber dans
un vase les œufs d'une truite prise lorsqu'elle va frayer, et de faire ensuite couler
sur eux la laitance d'un mâle dont on presse
le ventre. De là est dérivé l'art de la pis-
ciculture, sous la puissante impulsion de
Coste.

Mais ce fut l'abbé Spallanzani, célèbre
naturaliste italien, qui, scientifiquement,
montra le mieux, par des expériences dans
presque toute la série animale, comment
les œufs et le sperme réunis artificiellement, donnent lieu au développement de
l'embryon de la même manière que lorsque
ont lieu les fécondations naturelles. Les
résultats qu'il obtint dans ses opérations
de fécondation artificielle furent publiés
en 1780. Ils eurent un immense reten-
tissement dans le monde savant, et firen

pressentir au célèbre naturaliste la pos-
sibilité des mêmes résultats dans l'espèce
humaine ; mais, malgré toutes les exhor-
tations qui lui furent adressées à ce sujet,
soit que son caractère de prêtre l'en em-
pêchât, soit toute autre raison, Spallanzani
n'essaya pas la fécondation artificielle de
la femme.

En 1782, Rossi, professeur à l'université
de Pise, après avoir pris les précautions les
plus attentives en répétant les expériences
de Spallanzani, arriva absolument aux
mêmes résultats.

En 1838, le docteur Girault s'inspirant
des idées de Spallanzani, qui avait supposé
que les ovules de la femme pouvaient
être fécondés artificiellement tout aussi
bien que ceux des animaux, le docteur
Girault, disons-nous, après avoir répété
trois fois avec un plein succès les expériences de Spallanzani et de Rossi, n'hésita
pas à faire profiter l'espèce humaine des
bienfaits de cette importante découverte.
Encouragé, du reste, dans cette voie, par

le succès de Hunter, médecin anglais du commencement du siècle, qui féconda artificiellement la femme d'un de ses clients atteint d'hypospadias, le docteur Girault pratiqua cette petite opération sur quatorze de ses clientes, et réussit à en féconder douze. Les quatorze observations relatives à ces fécondations artificielles, dont la première date de 1838, sont extrêmement intéressantes.

A quelque temps de là, Marion Sims en Amérique et Gigon en France, publièrent chacun une observation de fécondation artificielle.

Enfin, le docteur Roubaud, mort dans ces dernières années, étudia la question sous toutes ses faces, et fit de nombreuses et très heureuses applications de cette nouvelle conquête de l'art médical.

Mais que des esprits prévenus et certainement étrangers aux lois de la physiologie de la génération n'aillent pas crier à l'immoralité d'une semblable opération, si simple en elle-même, si inoffensive et cependant si féconde en heureux résultats, et qui, en somme, consiste purement et simplement à faire franchir artificiellement aux zoospermes l'intervalle qui les sépare des ovules, quelle que soit, du reste, la nature des obstacles qui interceptent leur migration naturelle. — Ces obstacles, qu'ils soient mécaniques ou chimiques étant franchis, l'acte de la fécondation s'accomplit désormais complètement seul, et d'une manière tout-à-fait physiologique. En sorte, qu'il n'y a d'artificiel, dans l'espèce, que le moyen de transport, car la fécondation en elle-même a toujours été et sera toujours un acte purement physiologique et jamais artificiel.

Que peut avoir d'immoral, en effet, la doctrine que nous préconisons ?

Au point de vue physiologique, le but du mariage n'est-il pas la reproduction ?

Au point de vue religieux, le *ad usum prolis suscipiendæ* des théologiens n'est-il pas l'essence incontestable du sacrement ?

Au point de vue philosophique et social devons-nous être plus malthusiens que Malthus lui-même ?

Assurément non ; et notre conviction est tellement absolue à cet égard que nous serions même tenté de considérer comme immorale une opinion contraire à celle que nous soutenons, car les raisons sur lesquelles nous étayons notre manière de voir nous paraissent absolument péremptoires.

Du reste, la fécondation artificielle chez la femme a définitivement pris rang dans la science, et elle est journellement pratiquée par les plus éminents gynécologistes de notre époque, tant en France qu'en Angleterre et en Amérique. Elle est même enseignée du haut de la chaire par le plus illustre des histologistes, le savant Charles Robin. Un tel patronage doit donc, *à priori*, faire tomber toutes les préventions dont cette inoffensive opération pourrait encore être l'objet.

Or, si quelque anomalie, quelque déviation ou des états pathologiques que conques des organes génitaux de la femme viennent s'opposer à la fécondation et rendre une union illusoire dans ses fins, ne serait-il pas injuste de taxer d'immorale, d'antisociale, une intervention médicale qui, en détruisant les effets d'un état pathologique réputé incurable, vient apporter la joie dans les familles et prévenir les désunions qui résultent souvent de l'absence d'enfants ?...

A notre point de vue, poser la question, c'est la résoudre. — Et du reste, qu'y a-t-il, dans la petite opération qui nous occupe, de plus immoral que dans nombre d'opérations exécutées dans le même but, au fond, telles que les dilatations faites pour obtenir la guérison du vaginisme, du rétrécissement cervical, — la formation ou la réparation chirurgicale de la vulve et du vagin, la perforation ou l'incision de l'hymen imperforé ou infrangible, etc. ?

Les femmes dont les organes génitaux sont malades, les femmes en couches même. ont-elles jamais eu, même un instant, l'idée qu'un examen médical pouvait avoir quelque chose d'immoral ? — Assurément non !... L'opération (ou plutôt le procédé, car il n'y a pas opération dans l'acceptation vraie du mot) que nous préconisons, ne met pas la pudeur naturelle des femmes à une aussi rude épreuve que ces mêmes opérations. Nous en sommes même arrivé, par une importante modification de méthode, à ménager considérablement ce sentiment féminin en opérant, soit le jour sans découvrir les parties, soit la nuit sans lumière. Le congrès conjugal a lieu dans les conditions ordinaires et notre intervention, qui ne dure que quelques minutes, ne commence qu'après un quart d'heure, ou même une demi-heure s'il est nécessaire, *enfin quand il plaît aux intéressés de nous faire appeler.*

Comme nous l'avons déjà dit dans le cours de cet ouvrage, c'est pendant les trois ou quatre jours qui précèdent ou qui suivent immédiatement les règles que doit avoir lieu la fécondation. — Il n'en résulte ni douleur, ni fatigue, ni écoulement de sang, et après un repos absolu de quelques heures, les habitudes sont reprises comme si rien ne se fut passé.

Depuis bientôt douze ans que nous nous occupons si non exclusivement, du moins d'une manière très spéciale, de cette intéressante question de la fécondation dite artificielle, pleine d'avenir, du reste, nous avons fait de très nombreuses et très heureuses applications de notre méthode dans toute la série des causes qui déterminent et entretiennent la stérilité, *et chez les 567 dames que nous avons traitées jusqu'à ce jour par la fécondation dite artificielle, le succès a été la règle, l'insuccès l'exception (1).*

Nous allons maintenant donner, avec certains détails, quelques observations prises au hasard dans notre nombreuse collection, mais se rapportant cependant aux causes le plus fréquemment observées.

(1) 504 succès et 63 insuccès.

PREMIÈRE OBSERVATION

relative à la stérilité déterminée et entretenue par une antéversion très prononcée.

Mᵐᵉ X.., vingt-huit ans, mariée depuis neuf ans, se présente à notre cabinet le 22 mars 1878, et nous exprime son immense regret de ne pouvoir devenir mère. Non seulement le sentiment de la maternité est très développé chez Mᵐᵉ X.., mais des intérêts divers, dont il est inutile de rappeler ici la nature, seront gravement compromis si elle n'a jamais d'enfant. — Le mari, âgé de quarante-un ans, n'a jamais eu de maladies pouvant détruire ou diminuer la vitalité des zoospermes ; sa santé générale est excellente. Moins expansif que sa femme, il serait cependant heureux d'avoir des enfants, bien que ses désirs à cet égard soient exprimés avec moins de chaleur.

Mme X.., est d'une taille au-dessous de la moyenne, d'un tempéramment bilioso-nerveux, très impressionnable, maigre, souffrant de temps à autre d'accidents gastralgiques, alternatives de constipation et de diarrhée ; appétit capricieux, règles se montrant régulièrement chaque mois, durant trois ou quatre jours, sang insuffisamment coloré, dont l'arrivée est précédée de légères coliques ; pertes blanches presque continuelles, peu abondantes, mais augmentant sous l'influence de la marche ou d'une fatigue quelconque ; leucorrhée à la fois utérine et vaginale ; douleurs lombaires habituelles. Le papier de tournesol mis en contact avec l'écoulement utéro-vaginal ne donne aucune réaction acide ; bassin normalement développé ; — *Antéversion manifeste* : le corps de la matrice tombe sur la paroi postérieure de la vessie, qu'elle comprime légèrement, tandis que le col regarde en arrière et que son orifice externe se trouve complètement fermé par la paroi postérieure correspondante du vagin. Nous avons vu précédemment que ce cas constitue une cause fréquente de stérilité.

En présence du refus de Mme X..., de se soumettre au traitement que nous indiquons, nous conseillons la fécondation artificielle, comme moyen rapide et à peu près certain de faire atteindre bientôt le but tant désiré. Notre proposition ayant été acceptée avec empressement, nous procédons à cette petite opération le 3 avril, quatre jours avant l'arrivé probable des règles, puis, sur notre recommandation expresse, Mme X.., garda le lit pendant douze heures. A trois jours de là, les règles apparurent ; nous n'avions donc pas réussi. Nous recommençâmes le lendemain du jour où elles prirent fin, c'est-à-dire le 12, avec les mêmes précautions que précédemment ; les règles ne re-

vinrent plus, Mme X... était enceinte. A
neuf mois de là elle accoucha d'une fille
dont la santé n'a jamais rien laissé à désirer.

Dès le début de la grossesse, il avait
été prescrit une hygiène et un traitement
tonique réparateurs de nature à améliorer
l'état général. La santé de Mme X... s'est
très avantageusement modifiée.

En avril 1880, c'est-à-dire quinze mois
après son premier accouchement, Mme X...
mettait au monde une deuxième petite
fille ; mais cette fois la grossesse s'était
produite naturellement, autrement dit sans
notre intervention, preuve évidente que
la cause qui entretenait primitivement la
stérilité, c'est-à-dire l'antéversion, avait
disparu en totalité, ou tout au moins s'é-
tait amandée d'une manière notable sous
l'influence de l'évolution de la première
grossesse.

DEUXIÈME OBSERVATION

relative à l'antéversion.

Mme X..., vingt-deux ans, mariée depuis cinq ans, se présente à notre consultation le 21 août 1879 ; son mari l'accompagne. Ce dernier a trente ans, il est grand, vigoureux, et n'est porteur d'aucune diathèse spécifique de nature à faire suspecter les propriétés prolifiques de sa semence.

Mme X... est grande, d'un tempérament sanguin, embonpoint prononcé ; constipation ordinaire datant de fort longtemps ; règles se montrant régulièrement chaque mois, durant six jours, mais la perte n'est abondante que pendant les deux premiers jours ; coliques très vives pendant les cinq ou six heures du début ; le sang est très rouge ; pertes blanches, muqueuses, pendant les deux ou trois jours qui précèdent ou qui suivent immédiatement les règles ; bassin fort large, parfaitement conformé ; abaissement prononcé de la matrice, qui est en outre en *antéversion manifeste* ; poche copulatrice d'une certaine profondeur dans le cul-de-sac utéro-vaginal-postérieur.

Nous proposons à Mme X... un traitement dont le résultat sera probablement la suppression de la cause qui l'empêche de devenir mère ; mais notre proposition est rejetée sous prétexte que déjà un traitement pénible de quatre mois n'a été suivi d'aucun succès, pas plus, du reste, qu'une cure aux Thermes de St-Sauveur. Mme X... a entendu parler des résultats rapides que nous obtenions par notre méthode et elle veut mettre à profit, sans retard, les avantages offerts par cette méthode qu'elle qualifie de merveilleuse. Une de ses amies, notre cliente, enceinte depuis cinq mois grâce à notre intervention, l'a, du reste, mise au courant des détails les plus intimes du procédé mis en œuvre.

Mme X... avait bien choisi son momen., car ses règles n'étaient passées que depuis trois jours ; aussi dès le lendemain matin, à 10 heures, nous procédâmes à notre petite opération. Sur notre recommandation, le lit fut gardé jusqu'à l'heure du dîner, et dès le lendemain, Mme X... et son mari pouvaient partir sans le plus léger inconvénient.

Les règles ne revinrent pas, et à neuf mois de là, M. et Mme X... avaient une fille.

TROISIÈME OBSERVATION

relative à l'antéversion.

Mme X..., quarante et un ans, mariée depuis vingt-deux ans, se présente à notre consultation le 6 février 1882. Son mari, qui n'a jamais eu de maladies graves et se porte habituellement très bien, a cinquante-quatre ans. Mme X... a une envie tout à fait démesurée de devenir mère : elle prétend qu'elle deviendra folle si ce bonheur ne lui est accordé. M. X... ne manifeste guère son sentiment à cet égard, mais par pure condescendance pour les désirs si passionnément exprimés par sa femme, craignant aussi qu'un refus de sa part ne soit mal interprété, et n'entraîne des conséquences funestes, M. X..., disons-nous, malgré son peu de foi dans les résultats, étant donné, surtout, l'âge de Madame, est tout disposé à se prêter à tout ce que l'on exigera de lui.

Mme X... est d'une taille ordinaire, d'un tempérament nervoso-bilieux ; elle a eu, autrefois, un embonpoint considérable qui, après avoir duré une douzaine d'années, a disparu sans cause appréciable, depuis environ trois ans, et actuellement on ne peut dire de notre cliente ni qu'elle soit grasse ni qu'elle soit maigre ; — l'appétit est généralement excellent, les règles se montrent périodiquement tous les vingt-quatre jours, durent huit jours et sont très abondantes, surtout pendant les deux premiers jours ; — le sang est d'un beau rouge pendant les cinq premiers jours, mais décoloré et rose pendant les derniers jours ; — violentes coliques pendant les huit ou dix heures qui précèdent l'écoulement ; — leucorrhée utéro-vaginale de date ancienne, mais qui, en raison de son peu d'abon-

dance, paraît peu ou point préoccuper notre malade, — bassin bien développé ; —
la matrice est en antéversion prononcée.
son corps tombe sur la vessie, tandis que
son col regarde presque le promontoire du
sacrum.

Nous proposons, avant toutes choses, le
traitement de la cause de la stérilité, c'est-à-
dire de l'antéversion. M. X... se rend immédiatement à notre avis ; mais Madame n'entend pas les choses de cette oreille et insiste
pour qu'on arrive sans coup férir à ce
qu'elle appelle les moyens sérieux ; elle
est pressée, du reste, affirme-t-elle, d'atteindre le but qu'elle poursuit ; car en raison de son âge les règles peuvent cesser
d'un moment à l'autre d'une manière définitive, et alors, plus d'espoir !...

Le 14 février, deux jours avant le moment probable de l'arrivée des règles, nous
procédons à l'opération de la fécondation
artificielle. Le 17, les règles revinrent. Le
27 du même mois, deux jours après la fin
des règles, nouvelle tentative, nouvel in-

succès. Enfin, après une troisième application de la méthode, faite le mois suivant,
c'est-à-dire le 28 mars, le jour même de la
fin de l'écoulement sanguin, les règles ne
revinrent plus et Mme X... était bel et bien
enceinte, à son immense joie, et à la très
agréable surprise de son mari qui n'y
comptait guère.

L'accouchement s'est fait à terme dans
les conditions les plus heureuses et a donné
un gros garçon.

QUATRIÈME OBSERVATION

relative à la stérilité reconnaissant pour cause une RÉTROVERSION *compliquée d'endométrite chronique du col.*

Mme de X..,, trente-trois ans, mariée depuis quinze ans, se présente à notre cabinet le 20 juillet 1882 ; elle est accompagnée par son mari âgé de trente-neuf ans et dont la santé a toujours été parfaite. — L'un et l'autre ont le plus grand désir d'avoir des enfants.

Madame a été réglée à douze ans et demi, et a vu régulièrement tous les mois, pendant trois jours, sans la moindre douleur, sans le moindre écoulement muqueux précédant ou suivant la période menstruelle ; sa santé générale ne laisse rien à désirer jusqu'au moment de son mariage, contracté à dix-huit ans ; les premières règles après ce mariage sont plus abondantes que par le passé, durent cinq jours et sont précédées et accompagnées de douleurs assez vives dans le bas ventre et dans les reins ; un écoulement blanc, peu abondant, mais continu, leur succède. Cet état de choses ne varie pas jusqu'à la fin du troisième mois, époque à laquelle les règles font complètement défaut : il y a grossesse probable ; la leucorrhée augmente ainsi que les douleurs lombaires ; les promenades deviennent pénibles ; mais cet état ne préoccupe nullement, car on le met sur le compte de la grossesse et on ne consulte aucun médecin.

A quatre mois survient un avortement suivi d'une hémorrhagie inquiétante ; puis les années s'écoulent sans qu'il survienne de nouvelle grossesse. Enfin l'appréhension de ne pas avoir d'enfants s'empare de M. et Mme de X..., et il y a cinq ans c'est-à-dire dix ans après leur mariage, ils se préoccupent sérieusement d'en rechercher et d'en combattre la cause ; rien alors n'est épargné pour atteindre le but : plusieurs traitements longs et pénibles sont suivis avec la plus grande régularité, mais sans résultats ; la plupart des stations balnéaires vantées avec plus ou moins de raison contre la stérilité, sont successivement visitées sans plus de succès ; — il n'est pas jusqu'à la fontaine de Lourdes dont les eaux n'aient été mises à contribution, mais il ne s'est produit là, pas plus qu'ailleurs, du reste, aucun miracle en faveur de ma cliente.

Mme de X... est d'une taille moyenne, lymphatique, d'un embonpoint de mauvais aloi ; appétit assez bon, digestions régulières ; bassin bien développé ; *utérus en rétroversion ;* son col, qui regarde en avant, comprime la paroi postérieure de la vessie, et est le siège d'une légère exulcération et de quelques granulations ; un liquide visqueux, gluant, s'échappe en assez grande quantité de l'orifice externe, et produit une sorte d'obturation. L'orifice utérin du canal cervical est notablement rétréci, et rend le cathétérisme difficile.

Nous mettons Mme de X... et son mari au courant des lésions que nous venons de constater, et leur exposons tous les détails du traitement qui, à notre avis, doit guérir Madame et lui faire recouvrer sa fécondité.

Mais il nous est répondu que les traitements, quels qu'ils soient, le notre comme celui de nos devanciers, n'inspirent qu'une médiocre confiance, et qu'on n'est venu nous voir que pour nous prier de pratiquer la fécondation artificielle.

Cette petite opération fut faire le 26 juillet, trois jours avant le moment probable du retour des règles. Les règles ne se montrèrent pas, et Mme de X... était donc vraisemblablement enceinte ; c'est ce que confirma, du reste, l'avenir. Malheureusement, après deux mois et demi de grossesse, il y eût un avortement déterminé, selon toute probabilité, par une violente émotion morale. Après que notre malade fut remise de cette dernière secousse, nous lui prescrivîmes une hygiène et un traitement réparateurs de nature à prévenir pour l'avenir, dans la mesure du possible, le retour d'un pareil accident. Puis, le 17 février dernier, quatre mois après l'avortement, nous procédâmes à une nouvelle fécondation : l'opération se fit deux ou trois jours avant le moment où l'on attendait les règles, qui, du reste, ne parurent pas.

Mme de X... était de nouveau enceinte. Sa grossesse, dont l'évolution se fait d'une manière tout-à-fait normale, date actuellement de six mois, et sera, nous l'espérons, heureusement conduite à terme, si quelque circonstance extérieure tout-à-fait fortuite ne vient réagir violemment sur le tempérament trop impressionnable de Mme de X... (1).

(1) Observation recueillie il y a trois ans. Mme de X... accoucha à terme, d'un beau garçon, qui a aujourd'hui 2 ans et

Cette observation qui nous est fournie par Mme de X... est intéressante à plus d'un titre, mais principalement en ce qu'elle nous montre qu'une cause excessivement fréquente de stérilité chez des femmes ayant eu soit un enfant, soit une fausse couche, et qui deviennent ultérieurement infécondes, est simplement le résultat de la négligence mise par ces mêmes personnes à soigner en temps opportun des affections qui, légères et faciles à guérir à l'époque de leur début, deviennent presque incurables et se compliquent d'accidents sérieux, lorsqu'elles ont atteint un certain degré de chronicité.

Combien sont fréquents, en effet, les avortements qui se produisent dans les premiers mois du mariage, et combien sont nombreuses les femmes qui, devenues mères dans la première année, ne conçoivent plus, alors même que l'accouchement

demi, et se porte admirablement bien. Elle a eu, depuis, un deuxième garçon qui a, actuellement, 7 à 8 mois.

s'est bien fait et n'a été suivi d'aucune inflammation.

Le fait qu'une femme a conçu prouve que les organes reproducteurs sont normaux au début; il faut donc qu'il soit survenu quelque élément nouveau qui puisse rendre compte de cet arrêt de fertilité.

Il arrive assez souvent que la malade s'est parfaitement portée jusqu'à son mariage; sa menstruation a été normale et indolore. Les premières règles après le mariage sont peut-être un peu pénibles et abondantes, et suivies d'un peu de perte muqueuse. Puis la malade reconnaît aux signes accoutumés qu'elle est grosse. L'augmentation de la leucorrhée, une douleur lombaire, quelque difficulté dans la marche et la station sont attribuées à son état; on ne s'en occupe point; l'avortement survient avant le milieu de la gestation, dû réellement à une inflammation cervicale, aggravée par un excès de fatigue, de danse ou d'équitation.

Ces causes aggravantes, aisées à éviter.

sont prises pour la cause réelle, et on ne fait toujours rien.

La jeune femme se repose quelque temps, pas assez le plus souvent, puis elle reprend sa vie ordinaire; elle souffre sans doute de douleurs lombaires, de leucorrhée, de ménorrhagie, mais elle attribue tout cela à la suite de la fausse couche; elle se fatigue peut-être un peu moins que par le passé, mais elle ne fait rien pour guérir son utérus.

La cause de tous ces symptômes réside souvent dans une irritation cervicale qui a produit une endométrite chronique et une ovarite difficiles à guérir.

Le mal a débuté insidieusement et n'a pas fait obstacle à l'imprégnation; mais l'activité imprimée aux fonctions utérines a donné un coup de fouet à l'action morbide, et l'œuf a été expulsé avant d'être mûr.

L'inflammation cervicale, même assez légère, paraît à elle seule arrêter le processus normal de résorption utérine post-puerpérale. L'utérus conserve un volume et un poids morbides qui le disposent aux déplacements, surtout à la *rétroversion*, et souvent entretiennent une perte sanguine.

Si l'on guérit la maladie du col, la nature reprend fréquemment son travail d'absorption, et, petit à petit, l'utérus recouvre son état normal, sans autre traitement.

CINQUIÈME OBSERVATION

Stérilité pour cause de flexion.

Mme X..., vingt-sept ans, mariée depuis quatre ans, se présente à notre cabinet le 12 mai 1881. Son mari a quarante-six ans, se porte bien, et a déjà eu deux enfants d'un précédent mariage. Mme X... qui n'en a pas, en désire absolument, et vient nous voir dans ce but ; elle est d'une taille moyenne, d'un embonpoint médiocre ; est réglée tous les mois, mais perd peu ; son sang est insuffisamment coloré ; l'écoulement dure trois jours et est toujours accompagné de douleurs atroces, surtout depuis une suppression de trois mois survenue il y a 6 ans, à la suite d'une immersion intempestive dans de l'eau très froide ; — pertes blanches peu abondantes, mais augmentant beaucoup pendant les trois ou quatre jours qui précèdent ou suivent l'écoulement rouge ; — douleurs lombaires presques continuelles ; — douleur également dans la fosse iliaque gauche, mais ne se manifestant qu'après une légère fatigue et s'irradiant, après une longue marche, jusque dans la cuisse du même côté ; rapports sexuels généralement douloureux; — traces non douteuses d'une ancienne ovarite gauche. Le col est dans l'axe du bassin ; il présente un peu d'engorgement et est le siège de nombreuses granulations ; le corps est fortement infléchi en avant et refoule la vessie.

Ne trouvant aucune contre-indication à la fécondation artificielle, nous proposons à M. et Mme X... cette petite opération, qui est acceptée avec empressement, surtout par Madame.

Une première tentative est faite sans succès le 19 mai, quatre jours avant l'arrivée des règles; mais une deuxième tentative faite trois jours après l'écoulement donna lieu à une grossesse qui fut heureusement menée à terme : Mme X... accoucha d'une fille

SIXIÈME OBSERVATION

*Stérilité pour cause d'endométrite
chronique du col.*

Mme X.. trente-cinq ans, mariée depuis
quatorze ans, se présente à notre consultation le 6 août 1882. Taille un peu au-
dessous de la moyenne, embonpoint de
mauvais aloi, appétit général laissant beaucoup à désirer ; menstruation périodique,
sang décoloré coulant abondamment pendant huit jours ; pertes blanches succédant
aux règles et durant pendant toute la période intermenstruelle ; peu ou point de
coliques, mais douleurs lombaires de date
très ancienne ; croit avoir fait une fausse
couche de six semaines, il y a de cela dix

ans, mais n'en est pas bien sûre ; — aucune déviation utérine ; — le col est gros, un peu hypertrophié, est le siège d'une exulcération d'une certaine étendue, de nombreuses granulations, et son orifice donne issue à un liquide muco-purulent épais, gluant, difficile à détacher.

M. X..., le mari, a quarante-deux ans. Il est très grand, maigre, et nous paraît dans d'assez bonnes conditions de santé générale.

La fécondation artificielle fut pratiquée le 22 août, le lendemain du jour où les règles avaient pris fin. Celles-ci ne revinrent pas, notre première tentative ayant réussi à déterminer une grossesse qui fut heureusement menée à terme.

SEPTIÈME OBSERVATION

Stérilité déterminée par un allongement hypertrophique du col.

Mme X..., vingt-six ans, mariée depuis trois ans, se présente à notre consultation le 1er septembre 1882. Taille moyenne, embonpoint convenable, tous les attributs extérieurs d'une brillante santé ; les règles se montrent chaque mois, durent · trois jours et donnent un sang bien coloré ; pas de pertes blanches, pas de douleurs lombaires, rien également du côté des fosses iliaques. Le toucher nous indique immédiatement la cause de la stérilité qui afflige tant M. et Mme X... : le col est conique, très long, et a subi la transformation que l'on a appelée, dans ces dernières années, l'allongement hypertrophique. Il existe également une poche copulatrice postérieure.

La fécondation artificielle fut faite le 9 septembre, trois jours après les règles, qui ne se montrèrent plus. Mme X... était enceinte et après neuf mois accouchait heureusement d'une fille.

HUITIÈME OBSERVATION

Stérilité par suite de rétrécissement de l'orifice externe du canal cervical.

Mme X..., vingt-sept ans, mariée depuis huit ans, se présente à notre consultation le 17 janvier 1882. Très grosse, presque obèse, se porterait très bien, dit-elle, n'étaient des migraines fréquentes et des coliques très vives pendant la période menstruelle ; règles tous les vingt-quatre jours, durant quatre jours et donnant un sang rouge ; pertes muqueuses légères pendant les deux jours qui précèdent et qui suivent l'époque ; — fonctions digestives parfaites. Mme X... qui a un ardent désir de devenir mère a déjà suivi plusieurs traitements et visité différentes stations balnéaires, en vue de faire disparaître ou tout au moins diminuer son obésité à laquelle elle impute son infécondité. Un examen minutieux nous fait diagnostiquer, comme cause de la stérilité, un engorgement notable du col avec rétrécissement très prononcé de son orifice vaginal.

Le traitement de la cause étant rejeté, non par M. X..., mais par Mme X..., très impatiente d'atteindre le but qu'elle poursuit depuis si longtemps, nous faisons l'application de la précieuse méthode. — Une première tentative faite le 27 janvier, deux jours après les règles ayant échoué, nous recommençâmes avec un plein succès deux jours après la période cataméniale suivante. Mme X... accoucha à terme d'un garçon.

NEUVIÈME OBSERVATION

*Se rapportant à une hypersécrétion vis-
queuse, cohérente, tenace, de la muqueuse
cervico-utérine, obturant le col par un
bouchon gélatineux.*

Madame de **X...**, **44** ans, se présente à
notre cabinet le 22 janvier 1885. Santé excellente sous tous les rapports; tempérament
légèrement plétharique, voit très régulièrement tous les 28 jours, et n'accuse aucun
écoulement anormal pendant les périodes
intermenstruelles.

Habite ordinairement la campagne, où elle
a une existence très active, fait beaucoup
d'équitation, suit même les grandes chasses
sans jamais éprouver de fatigues réelles.

Madame de X..., nous raconte qu'elle a
été mariée une première fois à 16 ans; que
10 mois après elle eût un enfant ; qu'après
3 ans de mariage elle perdit son mari, puis
son enfant à l'âge de 4 ans; enfin qu'elle
se remaria à 24 ans avec son mari actuel,
et que cette nouvelle union, qui date de
20 ans, n'a jamais donné lieu à la plus
légère apparence de grossesse.

Madame de X..., par le seul fait que
déjà elle a fait ses preuves d'aptitude à la
procréation est assez disposée à rejeter sur
son mari la responsabilité de la stérilité
de leur union. Mais Monsieur de X...,
qui n'a que 52 ans, et a toujours joui d'une
excellente santé, s'en défend absolument ;
et d'ailleurs, il nous avoue (en secret bien
entendu), que lui aussi a fait ses preuves,
in partibus.

Nous soumettons Madame de X..., à un
examen minutieux, et nous découvrons
vite le *corps du délit* :

La muqueuse du canal cervico-utérin
secrète un liquide visqueux, de consistan-

ce huileuse, sirupeuse, et qui remplit complètement la cavité de ce canal. Au premier abord, cet état pathologique est imperceptible ; mais dès qu'un cathéter est introduit dans le canal, immédiatement on voit sourdre, vers l'orifice externe, une gouttelette de ce liquide, qui est gluant comme du blanc d'œuf.

Il devient dès lors facile d'expliquer à Madame de X.. la raison pour laquelle l'infécondité qu'elle déplore ne peut être attribuée qu'à elle seule, et que cette raison pathologique date, selon toute probabilité de son accouchement, c'est-à-dire de 27 ans.

Nous proposons à M. et Madame de X... un traitement qui nous réussit d'ordinaire fort bien dans les cas analogues à celui que nous venons de constater ; mais en présence des 3 mois que nous signalons comme durée probable dudit traitement, nos clients s'enquièrent des détails de la méthode de la fécondation dite artificielle, dont ils ont vaguement entendu parler ;

et, séduits par sa simplicité, sa rapidité d'action, convaincus aussi de son efficacité en même temps que de son inocuité affirment carrément leur option pour ladite méthode, et ne veulent plus entendre parler de traitement.

Madame de X... étant dans la période la plus favorable à la fécondation, puisque les règles n'avaient pris fin que le 20, au soir, nous fixâmes le soir même, pour la petite opération, qui se fit dans d'excellentes conditions, à 10 heures dans l'hôtel de .....

Dès le lendemain matin M. et Madame de X... repartaient de Paris, avec l'intention parfaitement formulée d'y revenir, en cas d'insuccès, afin de se soumettre à une deuxième tentative.

Mais ils n'eurent pas cette peine, car les règles ne revinrent pas. La grossesse qui date actuellenent de 8 mois, se comporte à merveille, et dans un mois nos clients auront atteint le but de leurs ardents désirs.

DIXIÈME OBSERVATION

Se rapportant à un rétrécissement considérable de l'orifice externe du canal cervico-utérin, simulant l'atrésie.

Madame la baronne de X..., allemande, 19 ans, mariée depuis 15 mois, se présente à notre cabinet le 17 octobre 1884.

Grande, svelte, blonde, extrêmement jolie, a été réglée à 14 ans et a toujours éprouvé de très violentes coliques avant et pendant la période cataméniale. La douleur est parfois tellement violente qu'elle détermine de véritables crises nerveuses et oblige Madame de X... à garder le lit pendant plusieurs jours.

L'écoulement dure 4 jours, mais ne se

montre que goutte par goutte pendant les 24 premières heures ; à partir de ce moment, il est plus abondant, plus coloré, et les douleurs perdent leur intensité des premières heures.

Pendant les 3 jours qui précèdent l'époque menstruelle, de même que pendant toute sa durée, les seins, naturellement très développés, acquièrent un notable accroissement de volume, deviennent douloureux, et semblent le siège d'une congestion considérable.

La région lombo-sacrée est également douloureuse ; nausées fréquentes pendant les premiers jours, allant même jusqu'au vomissement ; ballonnement du ventre, céphalalgie et manque absolu d'appétit ; enfin, troubles généraux et locaux rendant Madame de X... absolument malade chaque mois pendant environ 5 ou 6 jours. En dehors de cette période, santé ne laissant rien à désirer. Aucun écoulement pathologique dans l'intervalle des époques.

L'examen auquel nous soumettons Ma-

dame la baronne de X... nous fait constater, comme cause unique de la stérilité et
des accidents ci-dessus relatés, un rétrécissement considérable de l'orifice externe
du canal cervico-utérin. Le col utérin est
parfaitement dans l'axe du bassin, mais
son orifice est imperceptible, et ce n'est
qu'après un examen minutieux que nous
parvenons à le découvrir. Sa pénétration
par le cathéter ordinaire est impossible,
et nous devons nous servir d'un cathéter
tout à fait filiforme. Le cathétérisme utérin auquel nous procédons ne nous ayant
décelé aucune autre cause de stérilité,
nous pouvons affirmer à M. et Madame de
X... qu'une simple dilatation progressive
de l'orifice rétréci, au moyen de tiges de
laminaria digitata, non seulement fera
cesser complètement les accidents menstruels dont souffre Madame depuis qu'elle
est réglée, mais encore aura pour résultat
certain de détruire la cause d'infécondité
en rétablissant la libre communication du

canal vaginal avec le corps de la matrice.

Le traitement fut donc décidé et commencé dès le lendemain, 18. Cinq séances,
à deux jours d'intervalle, ayant produit
une dilatation très suffisante pour le but
que nous nous proposions, nous enga-
geâmes M. et Madame de X... à attendre pa-
tiemment les résultats de ce traitement,
tout en mettant à profit, le plus possible,
la période la plus favorable à la fécondation, et en ne perdant pas de vue les quelques recommandations formelles que nous
leur fîmes sur le *modus faciendi.*

Le 30 novembre suivant, nous revîmes
nos clients : deux époques menstruelles
avaient eu lieu, ou du moins on était au
milieu de la deuxième. Madame de X...
était toute heureuse de n'avoir ressenti
aucune douleur, aucun trouble général,
enfin aucune manifestation de la période
menstruelle autre que l'écoulement sanguin, qui était plus abondant que précédemment.

M. le baron de X... était absolument heureux d'un pareil résultat et ne désirait plus qu'une chose, attendre, pensant bien et avec raison, que, la cause de la stérilité étant détruite chez sa femme, une grossesse ne manquerait pas de se produire à un moment donné.

Mais Madame est impatiente, ne veut rien attendre, est absolument absorbée par ses ardents désirs de maternité, et nous prie instamment de nous rendre à son avis et de procéder sans retard à l'application de notre méthode rapide.

Mais elle a encore ses règles, et l'idée seule qu'elles n'auront peut-être pas cessé le 3 décembre, jour où elle est absolument obligée de partir pour l'Allemagne, la préoccupe beaucoup et la met dans le plus grand désespoir.

Nous nous empressons de rassurer Madame de X... en lui assurant que notre petite opération n'est nullement contre-indiquée par la présence du sang menstruel, que nous l'avons plusieurs fois pratiquée dans ces conditions, et toujours avec un plein succès.

La fécondation dite artificielle fut pratiquée le soir même, à 11 heures.

Le 9 janvier suivant, nous étions avisé par M. le baron de X... que les règles n'étaient plus revenues ; le 17 mai, Madame de X... nous annonçait elle-même que sa grossesse suivait une marche absolument régulière ; et enfin, le 2 septembre dernier, M. de X... nous faisait part de l'heureuse délivrance de sa dame, qui venait de lui donner une fille.

TABLE DES MATIÈRES

PARIS. — IMPRIMERIE G. ROUGIER ET Cⁱᵉ, RUE CASSETTE, 1.

www.ingramcontent.com/pod-product-compliance
Ingram Content Group UK Ltd.
Pitfield, Milton Keynes, MK11 3LW, UK
UKHW020205130726
13696UKWH00002B/719